Dr. Eva Schäufele

Genetik und Epigenetik

Der Schlüssel zu unserer Gesundheit

Impressum

© 2015 RichterVerlag, Pittenhart
www.Verlag.RegineRichter.de
Autor: Dr. Eva Schäufele
ISBN 978-3-9817078-6-1

Bildmaterialien:

© Regine Richter
MarketingFotografie, Web- und PrintDesign
www.RegineRichter.de
Fotolia ©booka, ©Daxiao Productions, ©PrintingSociety

Inhaltsverzeichnis

Kapitel 1
Desoxyribonukleinsäure und der Zellkern: Der Stoff, mit dem wir uns vererben

Systeme der Natur – Linnaeus und Mendel - Drosophilia und die Farben der Blüten - der Stoff aus dem wir Menschen sind - die Zelle und ihr Kern: DNA und Chromosom – Zellteilung und Vererbung – ein Buch mit 23 Kapiteln – Introns und Exons

„Deus creavit, Linnaeus disposuit - Gott erschuf die Welt, Linnaeus gab ihr eine Ordnung"!

Diesen Satz sagte Carl Nillson **Linnaeus** (1707 bis 1778) Mitte des 18. Jahrhunderts von sich selbst. Linnaeus war Schwede und lebte zeitweilig in den Niederlanden. Er hatte gerade sein Werk „Systema Naturae - das System der Natur" veröffentlicht, bekam dafür den Adelstitel und durfte sich fortan Carl von Linné nennen.

Die Botaniker, Zoologen und Biologen des 18. und 19. Jahrhunderts waren selbstbewusst und von ihrer Arbeit sehr überzeugt. Sie fühlten sich als Auserwählte, denn meistens konnte in der damaligen Zeit nur die Kirche ein wissenschaftliches Studium finanzieren und Linnaeus gehörte zu den glücklichen Auserwählten.

Die Sprache der Wissenschaft war lateinisch. Linnaeus benutzte daher für die Bezeichnungen der Pflanzen und Tiere in seinen Veröffentlichungen ausschließlich lateinische Begriffe. Latein wird in der Botanik auch heute noch verwendet, wovon sich jeder bei einem Besuch beim Gärtner überzeugen kann. Die kleinen Schildchen in den Pflanzentöpfen sind meist auch mit den lateinischen Namen der Pflanzen versehen.

Nach der Katalogisierung der Pflanzen und Tiere ging die Zoologie und Biologie einen Schritt weiter: Mitte des 19. Jahrhunderts beschäftigte sich ein Mönch mit der Vererbung. Georg **Mendel** (1822 bis 1884) beschrieb die Weitergabe von Erbgut bei Pflanzen und Tieren. Seine Lehre und einige seiner Bezeichnungen der Vererbung durch Gene sind auch heute noch gültig. Von ihm stammt der Begriff für mögliche Zustandsformen des Gens: **Allel** (griechisch: miteinander, gegenseitig).

Ein Gen wird durch zwei Allele weitervererbt: Ein Allel von der weiblichen Seite und eines von der männlichen Seite. Die Allele können dominant oder rezessiv, also stillgelegt sein. Nehmen wir das Beispiel der Erbsenblüte: Eine vererbte Eigenschaft, zum Beispiel die blaue Farbe, kann dominant sein, dann wird sie weitervererbt. Oder sie ist rezessiv, dann bleibt das Erbe inaktiv, die Blüte wird weiß. Haben beide ‚Eltern' die dominante Farbe vererbt, hat die folgende Generation den **homozygoten** (reinerbigen) Typ. Sind die Eltern unterschiedlich, so erbt die erste Generation den **heterozygoten** (mischerbigen) Typ. Die dominante Farbe setzt sich durch. Bei späteren Erbgängen kann die rezessive, weiße Farbe wieder auftreten. Sie war trotz Stilllegung weitervererbt worden. In einer späteren Generation kann sie, wenn sie homozygot weitervererbt wird, wieder erscheinen. In diesem Fall haben beide Eltern den rezessiven Genotyp weitergegeben.

Diese grundlegenden Erkenntnisse gewann Mendel durch die Aufzucht und die Kreuzung von Pflanzen im Klostergarten!

Danach war wieder ein Sprung von fast einem Jahrhundert nötig, um ganz anders an die Erforschung der Vererbung heranzugehen. Die Zeit des Experimentierens mit Züchtungen in Klostergärten war vorbei. Zwar hatte Mendel sicher schon ein Mikroskop zur Verfügung, aber diese Geräte waren damals nur etwas besser als einfache Vergrößerungsgläser. Erst die Elektronenmikroskope konnten eine Auflösung bieten, mit der die Vererbungssubstanz, die sogenannte DNS, zumindest teilweise sichtbar gemacht werden konnte.

DNS ist die Abkürzung für **D**esoxyribo**n**uklein**s**äure! In England und Amerika, dort wo inzwischen die meisten Forschungen auf diesem Gebiet durchgeführt werden, heißt sie **d**esoxyribo**n**ucleic **a**cid, abgekürzt DNA. Diese englische Bezeichnung hat sich inzwischen auch in unserem Sprachgebrauch eingebürgert und wir werden sie deshalb auch in diesem Buch verwenden.

Der Alltag in den Laboren war mühsam und Ergebnisse waren nur zeitaufwendig zu erzielen. Zu Beginn des 20. Jahrhunderts flatterte deshalb *Drosophilia* aus der Gattung der Familie der Taufliegen in den Labor-Gläsern herum. Der simple Grund dafür war, dass sie in wenigen Wochen Hunderte von Nachkommen haben konnte — ein ideales Untersuchungsobjekt für die Vererbung.

Exotische Pflanzen blühten und vermehrten sich auf den Arbeitstischen der Laboranten. Allerdings nicht zur Zierde, sondern um nachzuweisen, wann sie welche Blüten-Farbe in der nächsten Generation haben würden.

Die Öffentlichkeit bekam jeweils nur die Durchbrüche nach der langen Mühsal Tag für Tag im Labor zu lesen oder zu hören.

Manche Errungenschaften der Biochemie des vergangenen Jahrhunderts würden wir heute allerdings gern ungeschehen machen: Das grüne Schild, eine auf der Spitze stehende Raute mit der Aufschrift *Ohne Gentechnik,* existierte noch auf keiner Ladentheke und keinem Marktstand.

Es wäre damals dem Zeitgeist entsprechend auch eher ein rotes Schild mit einer ganz anderen Aussage gewesen: Hier wurde leider noch nichts gentechnisch verändert. Der schöne Wuchs und der gute Geschmack sind durch chemische Düngemittel entstanden, hätte dort stehen können.

Man war stolz auf die neuen Ernte-Erträge, die zum Beispiel durch die Verwendung von Blaukorn erzielt wurden, einem Dünger, der auch heute noch jedem Hobbygärtner bekannt ist. An schädliche Auswirkungen von Düngemitteln für den Menschen dachte zu dieser Zeit niemand, nicht die Wissenschaftler, kein Politiker und besonders nicht der Verbraucher.

Alle diese Forschungen waren nötig, um das wichtigste Thema des 20. Jahrhunderts vorzubereiten: Die Entschlüsselung des Stoffes, aus dem die Menschen sind, die DNA als Träger der Gene. Wir sprechen ab dem 21. Jahrhundert von Gen-Technologie, nicht mehr von Vererbungslehre, denn im Mittelpunkt der Forschung steht heute nicht mehr der Vererbungsvorgang, sondern die Vorgänge in der Zelle bei der Zellteilung, die Untersuchung der Organellen (kleine Organe) in der Zelle und die verschiedenen Abschnitte der DNA.

Die Gene sind bestimmte Abschnitte auf der DNA, die bestimmtes Erbgut enthalten. Durch diese Erkenntnis entfaltete sich ein neues Forschungsgebiet für die Wissenschaftler: Die

Gentechnik.

Die Gentechnik war ein aufregendes Thema für die Fachleute und wurde auch schon mal gelegentlich in einer Schlagzeile in einer Zeitung erwähnt, die Ergebnisse blieben aber sonst doch eher das Wissen von Experten.

Die Sequenzierung (Entschlüsselung) der menschlichen Gene in den Laboren schritt voran. Immer wieder stieg Rauch aus den zunächst friedlichen Vulkanen der Labore ab Mitte des vorigen Jahrhunderts und kündete von neuen Erfolgen. Gene von Pflanzen und Tieren wurden immer gründlicher untersucht.

Die Zelle, der Zellkern und ihr Inhalt

Obwohl bereits im 20. Jahrhundert schon viele der in der Genetik verwendeten Ausdrücke geprägt wurden, wie zum Beispiel der des Chromosoms oder der Stammzelle, waren doch die Definitionen und die Beschreibungen besonders für den Laien unbekannt oder zumindest vage geblieben. Jetzt aber, zu Beginn des 21. Jahrhunderts, waren die Bewegungen der menschlichen Zelle plötzlich sichtbar geworden. Man konnte sich ein konkretes Bild machen und dieses Bild konnte durch die schnelle Entwicklung hochauflösender Mikroskope, deren Bilder von Computern umgesetzt wurden, für jeden sichtbar gemacht werden. Biologiebücher brauchten eine Neuauflage!

Die Zelle lässt sich als winziges unregelmäßige Bläschen darstellen. Sie hat bei den meisten Pflanzen und Lebewesen einen Durchmesser in der Größenordnung von 10 bis 100 Mikrometern (ein Mikrometer ist ein tausendstel Millimeter). In ihr befindet sich ein zweites Kügelchen, der Zellkern, der mit einer Haut, der Zellmembran, umgeben ist. Darin befindet sich eine trübe Flüssigkeit, das Zytoplasma, und in dieser Flüssigkeit schwimmt schließlich der Zellkern, der 23 Chromosomen enthält.

Ein Chromosom besteht aus winziger, zusammengefalteter DNA. Es sieht aus wie ein X. Um die DNA darzustellen, kann man sich vorstellen, dass das Ende eines Arms des X wie das Ende eines Wollknäuels aufgeribbelt würde.

Der aufgeribbelte Faden ist die DNA-Helix, eine Spirale, die wie eine gewundene Leiter aussieht. Die Zelle ist nur unter hochauflösenden Mikroskopen zu sehen und die DNA ist noch um den Faktor 100 bis 100 kleiner. Etwa hundert Milliarden körpereigene Zellen haben wir in unserem Körper, so ganz genau bestimmt hat die Zahl noch niemand.

Damit der Körper nicht zu stark altert, sterben in jeder einzelnen Sekunde 50 Millionen Zellen ab und werden durch fast ebenso viele neue ersetzt. Die größte Zelle, die mit dem bloßen Auge noch gerade so zu erkennen ist, findet sich nur im Körper der Frau: die Eizelle, die etwa 0,12 Millimeter misst. Die geschätzte Zahl von 100 Billionen schließt übrigens wirklich nur die menschlichen Zellen mit ein – nicht mitgezählt sind dabei die Bakterien und anderen ein- und mehrzelligen Lebewesen, von denen noch einmal mindestens ebenso viele den Körper bevölkern.

Das X-Chromosom

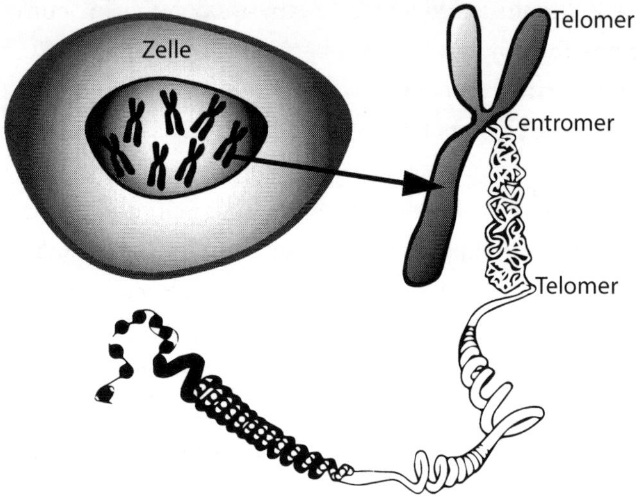

Auf der DNA, würde man sie unter einem hochauflösenden Mikroskop anschauen, sind verschiedene Bereiche zu sehen. Zunächst einmal sind da die Gene als Abschnitte. Diese wiederum bestehen aus Introns und Exons. Die Introns sind der sogenannte Genschrott, sie haben keine Bedeutung für die Vererbung. Nur die Exons tragen das Erbgut in sich.

Aber auch hier gibt es noch kleinere Einheiten, die Bedeutung haben. Darauf werden wir in diesem Buch noch näher eingehen. Die Gen-Sets von Vater und Mutter haben kleine Unterschiede in den Genvarianten, bei der Vererbung werden sie gemischt. Es entstehen wieder 23 Chromosomen in den Zellkernen des Neugeborenen.

Wir hatten von Mendel gelernt, dass eine homozygot dominante Genvariante vererbt werden kann, wenn beide

Eltern die gleiche Variante besitzen, oder eine heterozygote Variante, wenn die Eltern unterschiedliche Varianten haben.

Die Zellteilung geschieht, solange ein Mensch lebt, viele Male am Tag. Die Zellteilung beginnt im Innern der Zelle, in dem sich erst einmal die DNA teilt, damit das Erbgut erhalten bleibt. Allerdings haben wir „gute Aufpasser" in unseren Zellen: Die Tumorsuppressoren. Sollte bei der Teilung eine Unregelmäßigkeit passieren, zum Beispiel dass Hormone (Östrogene oder Testosterone) zu viel Einfluss gewinnen, wird durch sie die Apoptose, der Zelltod, eingeleitet. Die Zelle wird vernichtet.

Wenn diese Tumorsuppressoren durch einen bestimmten Prozess in der Zelle ausfallen, wuchert die Zelle, sie teilt sich weiter und weiter und wird schließlich zu einer Tumorzelle.

Nach der Zellteilung und damit auch der Teilung des Inhaltes der Zelle, der DNA, setzt sich die Reihenfolge der Basen, genauso wie sie war, neu wieder zusammen. Das ist notwendig, denn genau diese **Reihenfolge** bestimmt das Erbgut. Da dieser Vorgang viele Millionen Mal im Leben eines Menschen geschieht, entstehen ab und zu kleine Unregelmäßigkeiten bei der neuen Zusammensetzung der DNA.

So entstehen die Mutationen (lateinisch: mutare = ändern, verwandeln), also ganz neue Genvarianten. Oft haben diese Mutationen keine Bedeutung und werden einfach bei der nächsten Teilung der Zelle sozusagen mitgeschleppt. Manchmal passieren sie aber nicht zufällig oder versehentlich, sondern sind umweltbedingt.

Alles, was in unserem Körper passiert, ist auf das Überleben angelegt. Das ist bei allen Lebewesen gleich, bei Tieren und Pflanzen. Wenn es in einer Gegend nur kleine Körner als Nah rung gibt, sterben die Vögel aus, deren Schnäbel diese nicht fassen können. Wir können auch hoffen, dass sich die Größe und Struktur des menschlichen Gehirns neuen Aufgaben und Herausforderungen anpasst.

Überleben können nur die Nachkommen, die durch Mutationen zum Beispiel feinere Schnäbel bekommen, mit denen sie kleine Körner fressen können oder, auf den Menschen bezogen, deren Gehirn zu besonderen Denkprozessen in der Lage ist, um die moderne Informationstechnologie zu begreifen und anzuwenden.

Die exakte Beschreibung der Prozesse, die bei der Teilung der Zelle und der DNA stattfinden, wurde erst durch die hochsensiblen Mikroskope möglich, deren Vorgänger Ende des 20. Jahrhunderts das Röntgen-Mikroskop war. Die Wissenschaftler entdeckten damit schließlich, wie das Erbmaterial weitergegeben wird, wie es in der neuen Generation zum Ausdruck kommt und was in der Evolution des Menschen, also in seiner langsamen Entwicklung vom Jäger der Frühzeit bis zum Menschen des 21. Jahrhunderts, alles schon geschehen ist.

Gedulden wir uns noch etwas mit der Beschreibung der Auswirkungen der Gene. Gegen Ende des 20. Jahrhunderts können die Wissenschaftler unter dem Mikroskop die Bewegungen und die Veränderungen während der Zellteilung sehen, deren Auswirkungen deuteten sie aber falsch. Kein Forscher vermutete zu diesem Zeitpunkt, dass die Auswirkung der Gene, die Gen-Expression, gleichzeitig im Leben nur bei wenigen Genen geschieht.

Dies ist aber wirkliches Leben und damit viel spannender als alle Theorie!

Es gibt einen eindrucksvollen Vergleich in der Literatur, der das Genom beschreibt und der unsere Vorstellungskraft anregen kann (zitiert nach Matt Ridley, „Genome, the Autobiography of a Species in 23 Chapters“ Seite 7, übersetzt):

Stellen Sie sich vor, das Genom wäre ein Buch. In diesem Buch gibt es 23 Kapitel: Die Chromosomen. Jedes Kapitel hat viele tausend Geschichten, die Gene. Jede Geschichte besteht aus Paragraphen, sie werden Exons genannt und gelegentlich durch ‚Werbeeinblendungen' unterbrochen: Die Introns. Jeder Paragraph besteht aus Wörtern, diese werden Codons genannt und jedes Wort ist aus vier Buchstaben geschrieben, den vier Basen: A,C,G,T. Dieses Buch, wäre es gedruckt, wäre so lang wie die Donau, wenn man alle Buchstaben hintereinander legt!

Wir können uns gut vorstellen, dass selbst bei höchster Konzentration beim Abschreiben dieses Buches, also der Zellteilung, kleine Fehler unterlaufen.

Manchmal sind diese Veränderungen gewollt, nämlich dann, wenn sich über lange Zeit der Lebensstil der Menschen verändert hat: Wenn es zum Beispiel weniger Fleisch gibt und mehr Getreide, wie bei den Vögeln mit den kleinen Körnern. Dann entstehen Mutationen, Genvarianten, die das Überleben mit der neuen Lebensform dauerhaft ermöglichen.

Als Folge wäre es mit etwas Phantasie auch vorstellbar, dass sich das menschliche Gehirn im Laufe der Zeit den Herausforderungen der Datentechnik anpasst und zum Teil eines Computers oder des Smartphone wird, vielleicht sogar mit einem direkten ‚USB-Anschluss' an einen biologischen Computer der Zukunft.

Kapitel 2
Die Geschichte der Entschlüsselung der menschlichen Gene: Macht, Intrigen, Träume und Enttäuschungen

James Watson und die Doppelhelix – A, C, G, T: die Buchstaben des Lebens - die Entschlüsselung der DNA und ein Medienkrieg – Ein Schaf im Mittelpunkt der Weltöffentlichkeit - DNA im Alltag: Ein Fernsehkrimi – das Genom und der Traum vom ewigen Leben – the good guy and the bad guy – ein Computer wird Vater

Wir befinden uns etwa in der Mitte des vorigen Jahrhunderts, um 1950: James **Watson** (geb. 1928), ein amerikanischer Biologe, war nach England gegangen. Ein Kollege hatte dort an seinem Institut eines der ersten Röntgenmikroskope. Er regte Watson an, die Zelle und die im Zellkern befindliche DNA anzuschauen. Das war mit einem Röntgenmikroskop viel besser möglich, weil die Inhalte von Flüssigkeiten unverändert angeschaut werden konnten, während sie beim Elektronenmikroskop mit Harz gehärtet und in feine Scheiben geschnitten werden mussten. Dadurch war es natürlich sehr erschwert oder sogar unmöglich, zum Beispiel Bewegungen der Zellteilung wahrzunehmen. Viele Entdeckungen des 20. Jahrhunderts waren durch die Entwicklung dieser neuen Geräte erst möglich geworden. Auch die sich rasch entwickelnde Computertechnik erleichterte die Arbeit in den Laboren sehr.

Watson entdeckte durch das Röntgenmikroskop die **Doppelhelix** als Struktur der DNA. Die Doppelhelix sieht aus wie eine gewundene Leiter, deren Holm auf jeder Innenseite vier halbe Sprossen hat. Die halben Sprossen bestehen aus Basen, also chemischen Stoffen mit einem pH-Wert größer als 7: Adenin, Cytosin, Guanin und Thymin. Auf dem Gegenholm befindet sich eine ähnliche Anordnung. Die Leiterholme bestehen aus einer Glukosevariante, also einer Art Zucker.

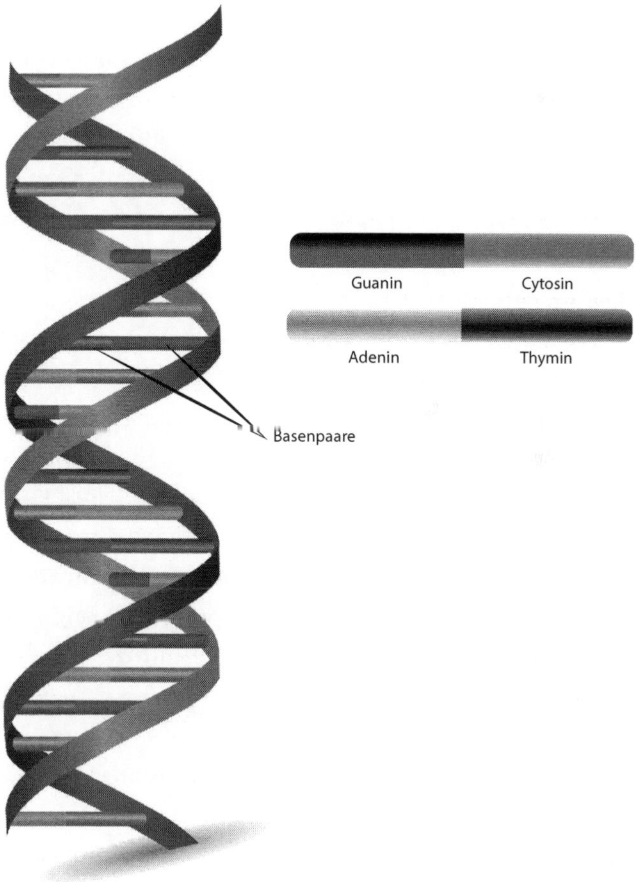

Interessant war für den Wissenschaftler, dass immer zwei Basen zusammengehörten: Adenin mit Cytosin und Guanin mit Thymin.

Leben bedeutet Zellteilung und damit auch Teilung der DNA, die sich in der Zelle befindet. Nach jeder Teilung, also der Neu-Herstellung des Erbguts in der neuen Zelle, paaren sich die gleichen Basen: Adenin findet zu Cytosin, Guanin zu Thymin.

Das zu erkennen, war ein riesiger Forschungsfortschritt für die Wissenschaftler und nur durch die Erfindung der hochauflösenden Mikroskope und entsprechender Darstellung der Bilder durch die Computertechnik möglich. Watson erhielt für die Entdeckung der Helix 1962 gemeinsam mit John Crick den Nobelpreis für Medizin.

Eigentlich baut jeder Wissenschaftler mit seinem Wissen auf dem seiner Kollegen auf. So ist die zumindest die geläufige Vorstellung. Aber besonders bei den Veröffentlichungen zur Gentechnologie und Entschlüsselung der DNA fand unter den Wissenschaftler ein erbitterter Konkurrenzkampf statt, dem es an Missgunst und Leidenschaft nicht mangelte.

Solange die Wissenschaftler selbst veröffentlichten, konkurrierten sie mit ihren Artikeln in den beiden englischsprachigen Zeitschriften *Nature* und *Science* mit dem molekularbiologischen und chemischen Wissen und ihren neuen Erkenntnissen untereinander.

Die englischen Veröffentlichungen wurden nur hin und wieder von deutschen Journalisten zusammengefasst und in deutschen Zeitschriften einem deutschsprachigen Publikum zugänglich gemacht. So schlich sich auch das Kürzel DNA in den deutschsprachigen Raum ein.

Die öffentliche Berichterstattung änderte sich in großem Umfang Ende der neunziger Jahre, als in Amerika beschlossen wurde, große Geldmengen in die Entschlüsselung des menschlichen Genoms, die Gesamtheit aller Gene zu investieren.

Der amerikanischen Öffentlichkeit wurde von Journalisten schnell vermittelt, die Wissenschaft sei dabei, durch die Entschlüsselung der Gene Krankheiten zu entdecken, um diese damit beherrschen und heilen zu können.

In Europa verliefen die Veröffentlichungen anders und somit wurde auch die öffentliche Meinung anders beeinflusst. Im Vordergrund standen die ersten ethischen Diskussionen. Man machte sich Gedanken, ob es moralisch richtig sei, was in den Laboren geschah. Die Journalisten berichteten vom Klonen des Schafes Dolly. Dolly wurde mit Hilfe von Eizellen im Zellkern eines anderen Schafes im Labor erschaffen. Die Angst vor Eingriffen in die menschliche embryonale Entwicklung stieg und sie wurde durch die Art der Berichterstattung der deutschen Journalisten verstärkt.

Ein guter Autor bemüht sich, aus einem spannenden, ungewöhnlichen Geschehen einen Thriller zu machen. Journalisten, also professionelle Schreiber, berichteten ab Mitte der neunziger Jahre sehr subjektiv von dem Forschungsgeschehen in den Laboren, sie brauchten Sensationen, die ließen sich leichter verkaufen. Der interessierte Leser erfuhr im Normalfall lediglich aus der Presse, welche Fortschritte die Biologen und Zoologen machten. Diese Berichte gaben oft nur die Meinung des Journalisten wieder, aber sie beeinflussten damit die Öffentlichkeit erheblich.

Jürgen Gerhards und Mike Schäfer sprechen in ihrem Buch über die Meinungsbildung durch die Presse sogar von einer ‚Herstellung einer öffentlichen Hegemonie', also einer Vorherrschaft (Gerhards und Schäfer, „Humangenomforschung in der deutschen und der US-amerikanischen Presse", 2006).

Leider ist es in der modernen, schnellen Medienwelt oft so, dass Journalisten meistens nicht das notwendige Fachwissen haben, um eine Nachricht richtig bewerten zu können. Oft wird sie lediglich nach ihrem kurzfristigen Sensationsgehalt beurteilt, wobei das Thema an sich überhaupt nicht verstanden wurde. Die Meinung der Journalisten, die lediglich auf dem basierte, was sie glaubten verstanden zu haben oder für Wichtig hielten, hatte also auf die gesamte öffentliche Meinung einen beherrschenden Einfluss. Wissenschaftler kamen eher selten zu Wort.

Die Entschlüsselung des menschlichen Genoms wurde als die wichtigste wissenschaftliche Errungenschaft des beginnenden 21. Jahrhunderts angesehen. Dieser Meinung war auch Craig Venter, ein amerikanischer Gen-Forscher, im Jahr 2000. Er wird bei der Entwicklung noch eine entscheidende Rolle spielen.

Viele Lebensbereiche wurden durch die Einbeziehung der neuen Fähigkeiten und Erkenntnisse beeinflusst. Allerdings sind bei den meisten von uns, bedingt durch den bisherigen kurzen Zeitraum der Aufklärung, nur bei intensiver Beschäftigung mit dem Thema wissenschaftliche Erklärungen ‚hängen' geblieben. Meist ist dem interessierten Laien nicht wirklich klar, wovon eigentlich die Rede ist.

Der Fernsehkrimi

Ein alltägliches Geschehen: Schauplatz ist ein Büro mit drei Kriminalbeamten. Kriminalhauptkommissar Helmut Brunner sitzt mit verschränkten Armen lässig auf einer Schreibtischecke und wippt nervös mit einem Fuß. Susi, seine Assistentin lümmelt müde in ihrem Schreibtischsessel. Nur Bernd, der junge neue Kollege, scheint wirklich wach zu sein und angestrengt nachzudenken. Er sortiert Fotos vom Tatort.

Plötzlich steht der Laborarzt vor ihnen. Die Tür war offensichtlich nur angelehnt. Interessiert schauen alle hellwach und gespannt auf den Kollegen.

„Gibt´s etwas, das uns weiterbringt?“, fragt Brunner.

„Klar“, sagt Dr. Behrens: „Die DNA, die wir auf der Tatwaffe gefunden haben, war bereits im Computer. Sie gehört einem alten Freund von euch: Bert Schuster.“

Hektisches Telefonieren ist die Folge, Sondereinsatzkommandos werden ausgeschickt und bald sitzt der Täter hinter Gittern.

Im Jahr 2000 wäre diese Szene in einem Fernsehkrimi so nicht möglich gewesen!

Warum nicht? Computer-Programme, die eine DNA schnell und sicher ermitteln und komplizierte Vergleichsarbeiten leisten konnten, waren noch nicht entwickelt. Einen sogenannten genetischen Fingerabdruck gab es nicht oder war dem Laien nicht bekannt. Unfassbar? Ja, aber damals war es die Wirklichkeit! Genauso, wie es damals auch noch kein Smartphone gab. Heute ist das Kürzel DNA im allgemeinen Sprachgebrauch fest etabliert, auch wenn kaum jemand genauer erklären könnte, was das heißt.

Dabei wird bei dem genetischen Fingerabdruck nicht etwa das gesamte Gen oder auch nur ein Teil der Gene entschlüsselt. Das wäre für die polizeilichen Ermittlungen viel zu teuer und dauerte zu lange. Es wird lediglich die Sequenzfolge, die Reihenfolge der Basen-Paare nach der Teilung der Gene, also einem Teilabschnitt der DNA verglichen. Das Ergebnis dieses Prozesses kann zwar beweisen, ob es sich um denselben oder einen anderen Menschen handelt, sagt aber über dessen Eigenschaften nichts aus.

Den genetischen Fingerabdruck in einem Computerprogramm zu speichern, war ein riesiger Fortschritt für die polizeiliche Ermittlungsarbeit. Kriminalfälle konnten um ein Vielfaches besser aufgeklärt werden und die Ermittlungsarbeit bekam dadurch eine ganz andere Wendung.

Das Genom, die menschliche DNA: Der Stoff aus dem Träume geboren wurden

Die Entschlüsselung der DNA des Menschen hat sowohl die Presse als auch die Allgemeinheit in Spannung versetzt: Plötzlich wurde es nämlich sehr menschlich in den sterilen Laboren. Die Taufliege *Drosophilia* wurde in die Freiheit entlassen, dafür wurden Gene von Menschen untersucht und kategorisiert.

Die Forschung in den staatlich geförderten Instituten in Amerika lief allerdings sehr langsam an. Von 1990 bis 1998 wurden von den Journalisten mehr Träume und Hoffnungen über das, was nach der Sequenzierung alles möglich wäre veröffentlicht, als reale Forschungsergebnisse.

Mehrere amerikanische Institute wollten nun plötzlich die menschlichen Gene systematisch katalogisieren und gaben dafür jährlich Milliarden Dollar aus. Ein teures Unterfangen.

Plötzlich tauchte jedoch ein Außenseiter wie aus dem Nichts auf. Es handelte sich um einen Wirtschaftsboss, der auch Biologe war. Er begann die Entschlüsselung des menschlichen Genoms an seinen eigenen Genen, in seinem eigenen Labor, mit seinem eigenen Geld. Den staatlichen Instituten wurde der Kampf angesagt. Er wollte sich selbst, aber auch der Öffentlichkeit, beweisen, dass er schneller arbeiten konnte als andere. Er wollte das Prestige und die Anerkennung vor der Weltöffentlichkeit, ein so großes Forschungsprojekt in wenigen Monaten fertigzustellen zu können.

Ein gefundenes Fressen für die Journalisten, sie konnten polarisieren und Partei beziehen. Sie schufen den Good Guy und den Bad Guy, die künftig das Wettrennen zwischen den Forscher-Giganten bestritten. Auf der einen Seite der staatlich geförderte Brave, der gegen den ehrgeizigen, ambitionierten und geltungssüchtigen Geschäftsmann antrat.

Zwei Persönlichkeiten, die unterschiedlicher nicht hätten sein können, beide im Wettlauf mit dem Ziel, als erster das gesamte menschliche Genom zu entschlüsseln.

The Good Guy: Francis Collins

The Good Guy, besonders für die konservative amerikanische Presse, war Francis Collins, ein amerikanischer Intellektueller. Geradlinig und sehr gläubig, wie wir noch sehen werden. Genauso wie die Amerikaner sich einen Helden, der auf der richtigen Seite kämpft, vorstellen. Geboren wurde er in einem kleinen Dorf in Virginia als der jüngste von vier Söhnen. Er wurde zu Hause unterrichtet, ging dann auf die High School von Staunton in Virginia, einer typisch amerikanischen Kleinstadt. Er wusste früh, dass er Chemiker werden wollte und er wusste auch, dass er sich nicht mit dem Durcheinander der Biologen, die das Leben erforschten, abgeben wollte. In Yale promovierte er zum Doktor der Philosophie in Physikalischer Chemie. Collins beobachtete das Verhalten von bestimmten Teilchen unter physikalischen Umständen, zum Beispiel im elektrischen Feld. Er arbeitete auf einem trockenen, aber exakt definierten und nachvollziehbarem Gebiet!

Collins arbeitete schon in Yale an einer Schrift, welche die Genetik betraf, aber die Fortschritte in der Erforschung der menschlichen Gene standen in den 80er Jahren ganz am Anfang. Bei der Genforschung ging es vorwiegend darum, Besonderheiten in den Genen bei angeborenen Krankheiten zu finden. 1993 wurde er Direktor des ‚National Centers for Human Genome Research'. Schon seit 1990 stand fest, dass die Sequenzierung des menschlichen Genoms staatlich gefördert werden sollte. 1997 wurde Collins Präsident des Konsortiums von Wissenschaftlern, die das ‚Human Genome Project' ausführen sollte. Sie sollten nichts weniger als das gesamte menschliche Genom entschlüsseln.

The Bad Guy: Craig Venter

Und der böse Mann für die Presse? Craig Venter hatte schon als Bub Abenteuergeist. Er wurde in Salt Lake City geboren, verbrachte aber seine Jugend in San Francisco. Seine Leidenschaft war es, Boote zu bauen und damit auf den Kalifornischen Seen zu segeln. Nach der Schule ging er zum ‚Medical Corp' der Marine und arbeitete in Vietnam als Sanitätssoldat. Monatelang lebte er dort in einer Welt voller Blut, Eiter, Tränen und Tod. Diese Erfahrung gab seinem Leben eine Richtung und er beschloss etwas zu tun, womit er den Menschen helfen könne.

Als er zurückkam, studierte er zuerst Medizin, dann Biochemie und Pharmakologie oder alles gleichzeitig. Er wollte alles wissen, er konnte und wollte sich nicht in eine Richtung festlegen lassen. Dennoch erreichte er in den meisten Fächern den Bachelor.

Den Master of Science erreichte er in Biologie und spezialisierte sich fortan auf neurologische Funktionen, also den Strömungen und Verbindungen zwischen den Zellen im Gehirn. Er promovierte über ein neurologisches Thema und wurde bereits 1980 im Alter von nur 36 Jahren zum Professor ernannt. 1984 bekam er erste Auszeichnungen für seine neurologischen Forschungen.

Eine Präsidentschaft an einem renommierten Institut zeigte ihm die Grenzen von staatlich geförderter Arbeit. Er stieg in die Wirtschaft um, gründete im Mai 1998 die Firma Celera Genomics, wurde deren Boss und gab bekannt, dass er das gesamte menschliche Genom schneller und billiger entschlüsseln könne als das staatliche Human-Genom-Project. Dies sagte er nicht nur, er tat es auch!

Das lateinische Wort *celer* bedeutet schnell und so wurde auch gearbeitet. Das erste Ergebnis war eine Sequenzier-Maschine, die in nie da gewesener Geschwindigkeit Gene entschlüsseln konnte. Sie arbeitete nur punktuell, nicht systematisch. Die konservativen Wissenschaftler störte dies allerdings, ihn aber beflügelte es. Craig Venter war Geschäftsmann: Er meldete die ersten Patente an, um weitere dauerhafte Einnahmen für seine Forschungen zu haben.

Der Wettlauf der Sequenzierung zu den staatlich geförderten Instituten und damit zu Collins war aufgenommen. Und Craig Venter wollte gewinnen. Die Presse polemisierte und polarisierte! Die Eigenschaften beider Kontrahenten wurden stark überzogen dargestellt, um Spannung und damit Aufmerksamkeit zu erzeugen:

- Es kämpfte der Bürokrat gegen den Abenteurer.
- Der Beamte gegen den Wirtschaftsboss.
- Der Angepasste gegen den Eigenwilligen!

Und noch schlimmer erschien der amerikanischen Öffentlichkeit:

- Der gläubige Christ gegen den Atheisten!

Die Unterschiede der beiden Charaktere gingen jedoch noch weit über das hinaus. Sie waren ein gefundenes Fressen für die Presse, mit einer immer deutlicheren Zuschreibung von Good Boy und Bad Boy, Gut und Böse!

Francis Collins, der Philosoph glaubte, wie die meisten konservativen Amerikaner, der Mensch sei nun dabei, in Gottesgebiet vorzudringen. Die Sequenzierung der DNA sei am Rande der Blasphemie, also nahe der Gotteslästerung. Er schrieb sein Buch „The Language of God: A Scientist Presents Evidence in Belief - Die Sprache Gottes: Ein Wissenschaftler zeigt Beweise im Glauben".

Ein bekannter amerikanischer Journalist nannte ihn einen ‚bornagain christian', einen wiedergeborenen Christen und einen, der Brücken zwischen der Wissenschaft und der Religion schlage. Ein Großteil der amerikanischen Öffentlichkeit war davon sehr beruhigt.

Ganz anders Craig Venter: Nachdem er wirtschaftlichen Profit aus der Sequenzierung zu machen schien und der Öffentlichkeit bestimmte Ergebnisse durch Patente vorenthalten wollte, griff Bill Clinton, damals Präsident der Vereinigten Staaten, ein.

Vor den Augen der Öffentlichkeit gelang ihm ein Trick: Er lud im Juni 2000 beide Wissenschaftler ein und ehrte sie vor der Weltöffentlichkeit für die Gen-Sequenzierung. Auch Tony Blair war in England am Monitor dabei. Gleichzeitig forderte er, dass alle Forschung bezüglich der menschlichen Gene öffentlich zugänglich bleiben müsse.

Obwohl Venter das Rennen zu dieser Zeit bereits gewonnen hatte, blieb dies unerwähnt. Zu diesem Zeitpunkt hatte Venters Labor dessen Gene vollständig sequenziert. Das wurde den Journalisten und damit der Öffentlichkeit allerdings erst klar, als Venter und Collins ihre Ergebnisse in den Zeitschriften Science und Nature veröffentlichten.

Der Firma Celera Genomics, war der Wind aus den Segeln genommen, als der Präsident der Vereinigten Staaten die Gene für Allgemeingut erklärt hatte. Aber – um im Bild zu bleiben — Venter hatte einen Motor, der ihn auch ohne Wind vorantrieb.

Venter, der leidenschaftliche Segler, ließ die *Sorcerer II* (Zauberer II), eine über 30 Meter lange, luxuriöse Segelyacht von dem weltbekannten Yachtdesigner German Frers entwerfen und von der renommierten Yachtwerft Cookson in Neuseeland als schwimmendes Labor bauen. Er wollte von so vielen Lebewesen wie möglich das ganze Genom erforschen. Er sammelte Proben von Lebewesen in allen Meeren der Welt und ließ sie in seinen Laboren an Land sequenzieren. Aber er hatte auch andere, sehr humanitäre Ziele. Unter anderem war es seine Absicht, Mikroorganismen aus dem Meer saubere Energie produzieren zu lassen.

Venter ließ sich nirgends einschränken: Er setzte seine Arbeitskraft ein, überall dort, wo er es für wichtig hielt. Schon im Vietnamkrieg hatte er ja medizinisch in einem Waisenhaus geholfen, statt Partisanen zu erschießen.

Sein Forschungsdrang kannte andererseits aber auch keine religiösen Grenzen und die Öffentlichkeit war ihm egal, so sagte er jedenfalls in Interviews!

Er pflanzte in eine ‚leere' Zelle DNA ein, und es entstand eine synthetische Form von Leben, eine Bakterie, die sich selber vermehren konnte. Das war ein großer Schritt weiter, als die Aufsehen erregende Labor-Geburt von Dolly aus einer Eizelle. Er nannte das Wesen, das er erschaffen hatte, **Synthia**. Seine Bakterien waren allerdings kein künstliches Leben. Er selbst sprach von ‚synthetischen Zellen', doch hatte er bestimmte Vorstellungen von dieser Definition. Zwar war keine der präsentierten Zellen tatsächlich synthetisch, also ohne Zutun bereits lebender Zellen aus dem Nichts geschaffen worden. Aber ihre DNA-Sequenz war am Computer entstanden und von Robotern zusammengemixt worden. Ein Computer war Vater geworden!

Venter wollte damit zeigen, dass Leben nicht von übernatürlichen Mächten wie Gott geschaffen werden muss, sondern dass Leben ein molekularbiologisches oder biochemisches Produkt, also eine logische Reaktion von Molekülen ist. Das war seine Antwort auf Fragen der Religion.

Der Traum vom ewigen Leben

Während der ereignisreichsten Zeit der Sequenzierung des menschlichen Genoms, also zwischen 2000 und 2002, wurden in zwei Jahren fast 1500 Artikel in großen, überwiegend als seriös angesehenen amerikanischen und deutschen Zeitschriften veröffentlicht. Warum diese Aufmerksamkeit? Was stand dahinter?

Es war der Heilsgedanke! Bei den Lesern wurde die Hoffnung geweckt, dass fortan alle Krankheiten beherrschbar wären und das menschliche Leben in Gesundheit und ohne Schmerz bis ins hohe Alter dauern könne, wenn einmal alle Gene bekannt und entschlüsselt worden seien.

Dies ist ein über 2500 Jahre alter Traum der Menschen. Schon Alexander der Große überquerte die Alpen, um das Land und den Fluss zu finden, wo er ewiges Leben erringen könne.

Die Realität der Ergebnisse

Billy Wilder, der Drehbuch-Autor und Filme-Macher, hat einmal gesagt: „Wenn du einen Film spannend machen willst, beginne mit einem Erdbeben und dann steigere Dich langsam!"

Die Sequenzierung des menschlichen Genoms wurde von der Presse als Erdbeben für die wissenschaftlichen Erkenntnisse der Menschheit dargestellt.

Und was war die Steigerung?

Das Erdbeben und der Vulkanausbruch der Sequenzierung waren 2003 abgeklungen. Die folgenden Ergebnisse erschienen eher wie Aufräumarbeiten nach dem Vulkanausbruch, der mit dem Erdbeben einherging: Ein bisschen neue fruchtbare Erde, wie die Lava nach dem Vulkanausbruch, konnte verwendet werden. Aber der Rest war ernüchternd.

Gen-Schrott nannten die Wissenschaftler die ‚Introns', Abschnitte auf dem Genstrang, denen keine Bedeutung zugeschrieben werden konnte. Schlimmer war jedoch die Erkenntnis, dass der Fadenwurm und die Maus mehr Gene hatten als der Mensch. Waren es somit ‚höhere Lebewesen' und gottähnlicher als der Mensch?

Nur etwa 20.000 Gene sollten das gesamte menschliche Erbgut seit Jahrtausenden tragen, fand man heraus. Und nur ein Teil von diesen wenigen Genabschnitten sollten bei der Vererbung eine Rolle spielen?

Diese Ergebnisse erschreckten Wissenschaftler und Öffentlichkeit. Die Enttäuschung ging tief, hatte man sich doch nahe dem Menschheitstraum vom gesunden Altern gewähnt.

Kaum zwei bis drei Prozent der 20.000 sequenzierten Gene waren für Aussehen, Krankheit und Gesundheit verantwortlich. Das wären nur 400 bis 600 Gene, die relevant sind, obwohl wir Menschen doch vermeintlich so viel differenzierter als ein Fadenwurm oder eine Fliege sind! Die Ernüchterung und der Absturz erschienen so groß, weil die Träume so hoch geflogen waren.

Nur einer hatte schon lange vorher, nämlich im Oktober 2001, folgende Vermutung ausgesprochen: „Environment, not genes, key to our acts - Die Umwelt, nicht die Gene sind Schlüssel für unsere Handlungen".

Wer sagte das? Kein anderer als der wendige, flexible Schnelldenker Craig Venter. Er sagte dies zu dem Zeitpunkt, als seine Forschungsgesellschaft sein eigenes Genom bereits vollständig entschlüsselt hatte.

Konservative Wissenschaftler hatten geglaubt, durch die DNA-Sequenzierung das gesamte Leben des Menschen durchschauen zu können. Sie glaubten daran, dass wir durch die Gene festgelegt wären! Und die Journalisten hatten die Träume der Wissenschaftler noch weitergesponnen. Nun stellte sich heraus, dass es noch andere Vorgänge im Körper gab, die eine Weitergabe von Erbgut an andere Generationen veranlassten.

Die Träume vom ewigen Leben in Gesundheit verflogen so schnell, wie die Hoffnung geweckt wurde.

Aber lassen wir uns nicht in das Gefühl der Enttäuschung hineinziehen. Die Steigerung wie in Billy Wilders Satz zur Filmhandlung stand noch bevor. Ist nicht nach dem ersten Akt der griechischen Komödie auch eine Enttäuschung eingeplant? Dies wurde dem Leben abgeschaut, um die Spannung zu steigern.

Es gab wichtige, reale Ergebnisse, die wie die Lava nach dem Vulkanausbruch fruchtbaren Boden für neue Forschungen lieferten. Und die Spannung wurde durch neue Forschungsergebnisse aufrechterhalten. Sogar der Traum von der Gesundheit im Alter und einem längeren genussreichen Leben konnte wiederhergestellt werden.

Die marktwirtschaftliche Ausnutzung der Ergebnisse

Wie im Theater, so gab es auch hier im wahren Leben die Bösewichter: Wie oft in unserer Marktwirtschaft, wurde das neue, mit so viel Elan verbreitete ‚Wissen' finanziell gegen den Verbraucher ausgenutzt: Internet-Labore, aber auch im Allgemeinen seriöse Unternehmen verdienten und verdienen teilweise immer noch Geld, in dem sie Genanalysen verkaufen. Die Labore tun allerdings so, als müsse jede Genvariante zu jeder Zeit aktiv sein. Das aber war ja die erste ernüchternde Erkenntnis: Nur wenige Gene sind zur gleichen Lebenszeit angeschaltet.

Viele Gene werden auch durch einen falschen, ungesunden Lebensstil aktiviert oder ausgeschaltet. Diesen Vorgang nennt man **Methylierung.** Zu Beginn des Lebens sind viele erbtragende Genabschnitte, die Exons, aktiv. Durch Ernährung, Umweltverschmutzung und Mangel an Bewegung, der bei vorwiegend sitzenden Berufen auftritt, können diese zeitweilig stillgelegt werden. **Sie können aber auch durch eine Veränderung des Lebensstils wieder aktiviert werden.** Dies ist unsere Chance: Durch die Epigenetik, also über die Genetik hinaus, können wir unsere Gesundheit beeinflussen.

In Laborergebnissen werden alle Exons als ‚aktiv' dargestellt und damit auch die, die ein Risiko beinhalten. Das kann Angst auslösen, wie zum Beispiel bei Sir Francis Collins, der anonym seinen Speichel in drei verschiedenen Internet-Laboren einreichte. In der Einleitung zu seinem Buch „The Language of Life: DNA and the Revolution in Personalized Medicine – Die Sprache des Lebens: DNA und die Revolution in der personalisierten Medizin" (2010) schreibt Collins, dass er heimlich unter falschem Namen seinen Speichel an diese Labore gesandt habe. Das Ergebnis war, dass alle drei Institute ein sehr unterschiedliches Risiko von Prostatakrebs feststellten.

Da sein Vater genau daran gestorben war, versetze ihn die Risiko-Variante natürlicherweise in Angst. Schließlich durchschaute er als Fachmann jedoch, dass diese Risiko-Prozentzahlen von der Anzahl der gemessenen Genvarianten abhängig waren.

Collins schreibt, dass eine personalisierte Medizin auf der Grundlage von Genanalysen die Zukunft der Medizin sein wird, aber sie muss unbedingt die Lebensumstände des Menschen einbeziehen: Das, was wir heute Epigenetik nennen.

Dagegen war das Erdbeben ein Klacks, wie wir noch sehen werden.

Kapitel 3
Die Epigenetik – Vererbung ohne DNA

Der Schlüssel zur Macht – Överkalix: Hungernde Großväter und starke Enkel – Vererbungspotential durch Lebensstil – Welche Genvarianten erhalten unsere Gesundheit?

Inzwischen haben wissenschaftliche Studien längst bewiesen, wie viel Macht wir selbst über unsere Gene besitzen. Vor allem aber, wie viel Macht unsere Umwelt und unser Lebensstil auf die Auswirkungen der Gene haben. Diese Auswirkungen der Genvarianten nennt man ‚Gen-Expression', das sind die Erbanlagen, die sichtbar werden und gerade zu einer bestimmten Lebenszeit aktiv sind!

Das heißt, wir haben viel mehr Erbgut in unseren Zellen, als je in unserem Leben zum Ausdruck kommt. Der Ausdruck der Genvarianten liegt nämlich an einem Zusammenspiel von ererbten Genvarianten und den Einflüssen der Umwelt. Wir bezeichnen dies als die Epigenetik, nämlich das, was über die Genetik hinausgeht (epi = griechisch: über, jenseits).

Die Macht über unsere Gesundheit liegt besonders darin, dass wir durch unseren Lebensstil Genvarianten aktivieren und stilllegen können.

An dieser Stelle beginnt die Steigerung der Spannung im zweiten Akt und es blitzt der alte Traum vom Altern in Gesundheit auf: Unsere Genvarianten zeigen uns, welches Fett wir verdauen können, wie entzündungsgefährdet wir sind - also wie stark wir aufpassen müssen, keine heimlichen Entzündungsverstärker zu verzehren.

Sie zeigen uns auch, welcher Sport für unsere Gesundheit förderlich ist. Der Grundsatz, Hauptsache laufen und noch mal laufen ist nämlich für manche Menschen sogar gesundheitsschädlich, ebenso wie die sogenannte mediterrane Diät nur für Menschen Sinn macht, die entsprechende Genvarianten haben, vier Stunden Mittagspause machen und im Weinberg arbeiten oder Fischer sind.

Vererbung durch Lebensstil: Für die Wissenschaftler des 20. Jahrhunderts unglaublich!

Craig Venters Yacht Sorcerer II würde uns eine große Hilfe sein, um durch die Ostsee weit in den hohen Norden Schwedens zu kommen: 1100 km nördlich von Stockholm liegt nämlich ein Ort, der wichtig wurde für die Epigenetik: Överkalix in Norbotten.

Die Sozialmediziner Bygren, Kaati und Edvinsson wollten untersuchen, ob die Ernährung von Großeltern und Eltern im Zusammenhang mit Herzkreislauferkrankungen von Kindern zu tun habe. Keine leichte Aufgabe, denn drei Generationen statistisch in Bezug auf Ernährung zu beobachten war im 20. Jahrhundert kaum möglich. Auch Forscher haben ja nur gewisse Lebensjahre für Beobachtungen und Aufzeichnungen zur Verfügung.

In Överkalix war das mit Hilfe von Kirchenbüchern jedoch rückwirkend möglich. Der schwedische König hatte im 18. Jahrhundert angeordnet, Ernteerfolge und Lebensmittelpreise in Kirchenbüchern zu notieren. Dort wurden auch Geburten und Todesursachen verzeichnet. Zudem war das Dorf Överkalix, zumindest im Winter, weitgehend von der Umwelt abgeschlossen. Es konnten also keine Nahrungsmittel hinzu gekauft werden, verzehrt wurde nur, was im Dorf erzeugt wurde. Mit den Vorfahren, die alle in den Büchern erfasst waren, kamen die Forscher auf mehr als 1100 Probanden. Nun, im Jahre 2004, waren Computer und die entsprechende Software vorhanden und konnten die Daten auswerteten! Es ging um Jahrgänge im 19. Jahrhundert.

Das Ergebnis war zuerst kaum fassbar: Wenn die Großväter im Alter zwischen acht und zwölf Jahren eine Hungersnot erlitten hatten, lebten die männlichen Enkel um viele Jahre länger, als wenn sie damals genug zu essen gehabt hätten.

Auch die weiblichen Enkel lebten länger, wenn die Großmütter zu gewissen Lebenszeiten, nämlich in der Vorpubertät, der ‚low growth' Phase, hungerten. Daraus konnte gefolgert werden, dass die Vererbung mit dem Y-Chromosom für die männliche Linie und dem X-Chromosom für die weibliche Linie weitergegeben wurde. Die Erklärung dafür war:

Jede Zelle hat 23 Chromosomen. Eine Hälfte erhält das Embryo vom Vater und die andere von der Mutter. Das Y-Chromosom nimmt jedoch eine Sonderstellung ein: Es wird vom Vater nur an die männlichen Nachkommen weitergegeben. Die Geschlechtschromosomen bilden sich gerade in der Vorpubertät beim Buben, also in den Zeiten der Hungersnot. Wie wir schon öfter gesehen haben, ist Vererbung auf das Überleben der Rasse konzentriert. Also bildeten in diesen Notzeiten die Großväter stärkere, überlebensfähigere Y-Chromosome. Die Enkel erbten diese Stärke und wurden wesentlich älter als ihre Väter. Vererbung überspringt häufig eine oder auch mehrere Generationen.

Die Mutter vererbt das X-Chromosom, das weibliche

Chromosom. Bei der weiblichen Linie wurde ein weiterer Effekt entdeckt: Die Gesundheit der Mädchen war stabiler, wenn die Mutter in den ersten drei Lebensjahren des Mädchens, also während des Stillens, genug zu essen hatte.

Diese Ergebnisse erregten großes Aufsehen, besonders so zeitnah nach der Enttäuschung durch die Sequenzierung des Genoms. Konservative Genetiker und Journalisten reagierten mit Hohn und Spott. Man weigerte sich einfach, dieser Statistik zu glauben.

Aber es kam unerwartete schnelle Hilfe für die Sozialmediziner: Die Överkalix Studie wurde durch eine große, ähnliche englische Studie mit 14.000 Probanden gestützt, die zu gleichen Ergebnissen gekommen war.

Die Biologen, Mediziner und Chemiker des alten Schlages mussten anerkennen, welch einen großen Einfluss die Umwelt, also das, was dem Menschen über die Gene hinaus widerfährt, auf die Vererbung hat: **Die Epigenetik.**

Diese Erkenntnis löste eine ganz neue Forschungsrichtung aus: Die Wissenschaftler wollten nun wissen, ob diese Umwelteinflüsse überprüft, in Studien erfasst und festgelegt werden könnten. Wiederum mit dem Ziel, Werkzeuge zu haben, um die Gesundheit bis ins hohe Alter zu erhalten.

Nichts erträgt der Mensch so wenig, wie ausgeliefert zu sein, nichts macht ihn enthusiastischer als Macht!

Erhält nicht schon der Gedanke, unser Leben und unsere Gesundheit in der Hand zu haben, jung und fit?

Dieses Buch zeigt im Folgenden, wie Menschen lernen können, Macht über ihr Leben und ihre Gesundheit zu gewinnen, um damit glücklicher und erfolgreicher zu werden.

Kapitel 4
Die Evolution - Vom Jäger und Sammler zum Menschen der Industriegesellschaft

Die Kränkungen der Menschheit – Neandertaler und homo sapiens – mitochondriale DNA zur Zeitbestimmung und als Navi: Wanderungen der Menschheit - die Auslese in der Evolution – Marktwirtschaft versus Gesundheit – Kokos, Raps und Soja

Die Kränkung der Menschheit durch Darwin

Sigmund Freud schrieb 1917 in dem Aufsatz „Eine Schwierigkeit der Psychoanalyse“ folgendes: *Der Mensch warf sich im Laufe seiner Kulturentwicklung zum Herren über seine tierischen Mitgeschöpfe auf. Aber mit dieser Vorherrschaft nicht zufrieden, begann er eine Kluft zwischen ihrem und seinem Wesen zu legen. Er sprach ihnen die Vernunft ab und legte sich eine unsterbliche Seele bei, berief sich auf seine hohe göttliche Abkunft, die das Band der Gemeinschaft mit der Tierwelt zu zerreißen gestattete.*

Und weiter schrieb er: *Wir wissen es alle, dass die Forschungen Charles Darwins (...) vor wenig mehr als einem halben Jahrhundert der Überhebung des Menschen (über andere Lebewesen) ein Ende bereitet hat. Der Mensch ist nichts anderes als die Tiere, er selbst ist aus einer Tierreihe hervorgegangen, einigen Arten näher, anderen ferner verwandt. (...) Dies ist die zweite, die biologische Kränkung des menschlichen Narzissmus!*

Die erste Kränkung war Kopernikus´ Erkenntnis, dass die Erde, auf der wir leben, nicht der Mittelpunkt des Universums sei, sondern ein kleiner Planet in einer Umlaufbahn um die

Sonne.

Und nun sollten wir nicht einmal mehr besondere Geschöpfe Gottes sein, welche die anderen Lebewesen und die Materie auf dieser Erde beherrschen?

Das wurde als Kränkung des „menschlichen Narzissmus" empfunden, wie Freud es nennt. *Narzissus,* der junge Mann aus der griechischen Sage, hatte sein Spiegelbild im See gesehen und sich selbst als Mittelpunkt der Menschheit empfunden. So hatten sich die Menschen gefühlt: Von Gott als etwas Besonderes erschaffen. Und nun kam die Erkenntnis: „We are only the latest in a long line of African Apes! - Wir sind nur die letzten in einer langen Reihe von afrikanischen Affen!"

Charles Darwin, dessen Erkenntnisse Freud zu dieser Bemerkung bewogen hatte, lebte von 1809 bis 1882. Zu dieser Zeit wurde nicht in mehr oder weniger gut ausgestatteten Laboren geforscht wie im 20. und 21. Jahrhundert, die Wissenschaftler stützten sich vielmehr auf direkte Beobachtungen der Natur. Darwin unterhielt auch nicht, wie etwa Mendel, eigene Züchtungen im Klostergarten. Er war Sohn aus reichem Hause, seine Mutter war eine Wedgewood. Sie kam aus der wohlhabenden Familie des englischen Porzellanfabrikanten. Sein Vater arbeitete als Arzt und war in wissenschaftlichen Kreisen bekannt. Diese guten Voraussetzungen ließen dem jungen Charles viel Freiraum, auch wenn der Vater gern über seinen Werdegang bestimmt hätte.

Charles interessierte sich besonders für die Naturwissenschaften. Er bekam mit achtundzwanzig Jahren die Einladung, als Wissenschaftler auf der *HMS Beagle II* an einer Weltumseglung teilzunehmen, deren wichtigstes Ziel war, die Küsten von Südamerika zu vermessen. Schon auf dieser Reise beobachtete Charles verschiedene Arten von Muscheln und anderen Lebewesen. Er schickte Proben davon zur Untersuchung nach England. Aber er beschäftigte sich auch geologisch mit der Entwicklung der Erde. Er untersuchte verschiedene Gesteinsschichten und fand Fossilien. Seine Gedanken, die Artenvielfalt auf der Erde habe sich unter anderem durch Anpassung an die Umwelt entwickelt, führten ihn unweigerlich dazu, über die Entstehungsgeschichte der Menschen nachzudenken und sich Aufzeichnungen zu machen.

Gedanken, die zumindest andeutungsweise vor 150 Jahren die Epigenetik - die erst im 21. Jahrhundert wichtig wurde - und den Einfluss der Umwelt auf die Entwicklung anklingen lassen.

Bei seiner Selektionstheorie (Auswahltheorie) ging es auch darum, dass sich jede Art von Lebewesen, so auch die Menschen, durch die sexuelle Auswahl der Paare untereinander verbesserten, denn jeder suche sich immer gesunde, starke Partner aus.

Alle Lebewesen, so glaubte er, haben eine gemeinsame Abstammung. Er stellte die Entstehung der Arten auf eine naturwissenschaftliche Grundlage. Diese Gedanken veröffentlichte er in seinem Buch „The Origins - Die Ursprünge". Dieses Buch war eine Zusammenfassung seiner Skizzen, die er „Natural Selektion - Natürliche Auswahl" genannt hatte. Erst 1871 getraute er sich in dem Buch „The Descent of Man and Selection in Relation to Sex - Die Abstammung des Menschen in Relation zum sexuellen Verhalten" direkt von den Ursprüngen des Menschen zu schreiben.

Damit rief er die Kritiker auf den Plan, die an einen Schöpfer der Menschheit beziehungsweise aller Lebewesen glaubten. Es kam zu erbitterten Streitgesprächen mit der Kirche. Allerdings war es nicht möglich, eine Lösung zu finden, stand doch der allerdings nicht nachweisbare Glaube an Gott, den Schöpfer aller Menschen, der Naturwissenschaft entgegen. Diese jedoch hatte zu dieser Zeit auch keine konkreten Beweismittel, außer der logischen Gedankenführung. So blieben beide Auffassungen bis ins 20. Jahrhundert bestehen.

Ich hatte zu Beginn dieses Buches vom großen Selbstbewusstsein der Forscher und Wissenschaftler geschrieben. Sie waren ja auch eine auserwählte Elite, entweder von ihrem Stand her oder durch die Kirche bevorzugt. Diese Eigenliebe, dieser Narzissmus, zeigt sich erneut wieder um das Jahr 2000 während des „Human Genom Projects“ und wurde mächtig durch die Presse hochgeschaukelt. Sollten nicht durch die Sequenzierung der menschlichen DNA alle Krankheiten besiegt werden? Der Mensch wollte zumindest Allmacht über sich selbst und seine Gesundheit.

Der Nachweis der naturwissenschaftlichen Auffassung von der Entstehung des wissenden Menschen, des Homo sapiens

Im 20. Jahrhundert entwickelten die Wissenschaftler keine Gedanken-Gebilde, ohne eine reale Grundlage zu haben. Es war die Zeit der Ausgrabungen, der durch Forschungsgelder gut ausgerüsteten Expeditionen in ferne Länder mit vielen Helfern.

So wurden die ersten Überreste des Menschen der Neuzeit, des **Homo sapiens**, entdeckt. Noch konnten die Forscher diese Funde zeitlich schwer einordnen, aber es gab einige Kriterien, die den Schluss zuließen, dass diese Schädel von Menschen stammten, die mit dem Menschen der Neuzeit viel gemeinsam hatten.

Teile von Schädeln, genannt **Omo 1, Omo 2** und **Herto,** wurden in den sechziger bis neunziger Jahren des 20. Jahrhunderts in Äthiopien in Ostafrika, entdeckt. Alle drei Fossilien wurden nach ihren Fundorten benannt. Richard Leakeys Team, zu dem auch Tim White, ein Amerikaner gehörte, benannte die Funde Omo 1 und Omo 2 nach einem Fluss in Südwest Äthiopien. Der River Omo mündet in den Turkana See, der schon teilweise in Kenia liegt.

Leakeys Expeditionen gingen von Kenia aus, er war dort ein konservativer Politiker. Er soll ein sehr strenger, disziplinierter Teamleiter gewesen sein, der sein Team mit Druck zu neuen Ausgrabungen drängte. So entdeckten sie auf einer zweiten Expedition in das Gebiet des Turkana Sees einen weiteren Schädel-Überrest. Sie nannten ihn Herto, nach dem geologischen Stratum in dem er lag. Ein Stratum ist in der Ausgrabungstechnik eine unregelmäßig horizontal verlaufende Kulturschicht einer bestimmten Zeit.

Über das Alter der Funde wurde lange spekuliert, da die Forscher noch nicht genügend Möglichkeiten der Bestimmung hatten. Die Spekulationen reichten von 35.000 Jahren bis zu 190.000 Jahren vor unserer Zeit. Diese Wissenschaftler waren zumeist Paläontologen, einer Grenzwissenschaft zwischen Biologie und Geologie. Sie beinhaltet aber nicht das Studium der Morphologie, der Lehre von der Struktur und Form der Organismen, die eigentlich ein Teilbereich der Biologie ist.

Eines aber wurde damals nicht in Zweifel gezogen: Dies waren Überreste der ersten Menschen im heutigen Verständnis, nämlich des Homo Sapiens, des wissenden, denkenden Menschen! Auch wir Menschen der Neuzeit gehören zu dieser Reihe der Homo Sapiens.

Die mitochondriale DNA als Zeitbestimmung

Aus der Zusammenarbeit von Archäologen, Geologen, Klimaforschern und Genetikern wurde erst im 21. Jahrhundert die eindeutige zeitliche Festlegung der Funde möglich. Erst 2005 wurde ein Genographic-Project begonnen, welches das Erbgut von Menschen auf allen Kontinenten untersucht, um die Verwandtschaftsbeziehungen der verschiedenen Bevölkerungen und den Ablauf der Besiedlungen der Erde durch den Homo sapiens aufzuzeigen. Dies war erst so spät möglich, weil nur durch die mitochondriale DNA (mtDNA) Verwandtschaftsbeziehungen zwischen den ethnologischen Gruppen klar zu rekonstruieren waren.

Das Mitochondrium (aus dem altgriechischen mitos = Faden) ist ein von einer Doppelmembram umschlossenes Zellorganell mit eigener Erbsubstanz. Zellorganellen sind kleine abgeschlossene Funktionseinheiten, innerhalb des Zytoplasma der Zellen. Sie sind überwiegend für den Stoffwechsel in der Zelle verantwortlich. Schon daran ist zu erkennen, wie klein diese mtDNA ist.

Voraussetzungen dafür waren die Erfindung und Entwicklung sehr leistungsstarker Mikroskope und anderer Geräte sowie schnelle Computer mit hoher Rechenkapazität, um die erforderlichen Statistiken zu ermitteln.

Die Mitochondrien sind die ‚Kraftquellen' der Zelle und bestimmen Energie und Atmungskette. Die mtDNA wird nur von der weiblichen Seite weitervererbt. Sie ist daher klarer zurückzuverfolgen als die ‚normale' DNA, die ja eine Mischung aus beiden Elternteilen ist, also der männlichen und weiblichen Seite. Die DNA von Vater und Mutter ist außerdem stärker der Epigenetik, das heißt den Umwelteinflüssen, unterlegen.

Mit der mtDNA sind deshalb die Vererbungs-Stammbäume einfacher zu rekonstruieren. Die Evolutions-Stammbäume bestehen aus Haplogruppen (aus dem griechischen haplo = einzeln, einfach), mit denen Vererbungsgruppen von DNA dargestellt werden können.

Das Genographic-Project bestimmte nicht nur das Erbgut zurück in die Anfänge des Homo Sapiens, sondern hat auch die mtDNA Gruppierungen in allen Ländern verfolgt. So konnte man die Wege der Völkerwanderung von Afrika nach Europa, Australien und Asien rekonstruieren. Auch die Vermischung von Bevölkerungsgruppen und die Vereinzelung von Stämmen sind durch die mtDNA nachvollziehbar.

Es gibt zum Beispiel ein japanisches Bergvolk, das sich in Okinawa abgesondert hat. Es wurde festgestellt, dass diese Menschen viel mehr Fleisch essen als andere Bevölkerungsschichten in Japan. Sie werden sehr alt und bleiben gesund. Es wäre aber völlig verfehlt, diese Ernährungsweise - wie es oft getan wird - auf andere ethnische (Volks-) Gruppen zu übertragen und allgemein für gesund zu erklären. Der Grund liegt in den Genvarianten dieses Stammes und ihrem dazu passenden Lebensstil.

2008 wurde das gesamte mitochondriale Genom des Neandertalers, der vor 38.000 Jahren lebte, entschlüsselt. Dadurch wurde es wiederum möglich, den Neandertaler mit dem Homo sapiens zu vergleichen.

Der Neandertaler, der seinen Namen durch den Fundort in

der Nähe von Düsseldorf bekam, ist keine Stufe in der Entwicklung des Homo sapiens, sondern eine getrennte Verzweigung im Evolutionsstammbaum. Es war schon durch biologische Untersuchungen der Schädelformen vermutet worden, dass der Homo sapiens dem Menschen der Neuzeit ähnlicher ist als der kräftigere - inzwischen ausgestorbene - Neandertaler.

Aus der Form des Gebisses, der Größe des Gehirns, der Stirn und der Ausprägung des Kinns können die Forscher Schlüsse auf die Lebensweise machen. Diese Erkenntnisse wiederum können durch Funde von Werkzeugen und Deutungen der Höhlenmalerei verfeinert werden. So konnte aus der Zusammenarbeit vieler Forschungsrichtungen schließlich ein Großes und Ganzes werden: Nämlich die Evolutionstheorie, deren Grundstein Charles Darwin legte.

Vererbung der epigenetisch von den Eltern erworbenen Eigenschaften

Diese Entwicklungen im 21. Jahrhundert ermöglichte es schließlich festzustellen, welche ethnischen Gruppen sich wo vermischt haben. Zusammen mit der normalen DNA, also der männlichen und weiblichen Vererbungslinie, ergibt sich ein differenziertes Bild der Genvarianten. Daraus können zum Beispiel Ergebnisse ermittelt werden wie die Tatsache, dass 80 % aller Asiaten eine genetische Milchintoleranz haben.

Die Asiaten verzehrten erst Milch, seit der westliche Markt mit seiner Werbung auf diese Länder übergriff. Milch wurde plötzlich als gesund angepriesen und war durch westliche Lieferanten im Überfluss verfügbar. Die aus dem Milchkonsum hervorgehenden Schäden sind in den asiatischen Ländern noch deutlicher wahrnehmbar als bei uns in Europa: Seit einigen Jahren gibt es häufiger dicke Kinder in Asien und viele Jugendliche leiden sehr stark unter Akne. Die Spätfolgen werden erst in einigen Jahrzehnten sichtbar sein.

In Europa haben noch etwa 50 % aller Menschen eine genetische Milchintoleranz. Da hier in Supermärkten Milch schon länger im Übermaß verfügbar ist und reichlich konsumiert wird, kennen wir aus Erfahrung bereits die Spätfolgen für diejenigen Menschen, die noch die alten Genvarianten besitzen und für die Milch unbekömmlich ist. Diese Menschen bekommen mit fünfundvierzig bis fünfzig Jahren eher Depressionen, weil bei ihnen die Milch die Hormonspiegel schneller verringert und weil sie die Neurotransmitter, die Nervenverbindungen im Gehirn, irritiert. Es besteht auch die Vermutung, dass in einer Familie, in der die Alzheimer Krankheit existiert, diese um zehn Jahre früher ausbrechen kann.

Als Milch noch im Tante-Emma-Laden verkauft wurde, lose und nicht pasteurisiert, also auch schnell verderblich, konsumierten die Menschen weit weniger Milch. Zu dieser Zeit brach Alzheimer meist erst jenseits eines Alters etwa siebzig Jahren aus, wenn die Menschen dieses Alter überhaupt erreichten. Damals war es eben eine Krankheit der ‚alten Leute'. Heute ist dies schon oft im Alter von sechzig oder sogar auch früher der Fall und die Familie muss sich oft viele Jahre um den Kranken kümmern, bis er dann doch in eine Pflegeeinrichtung eingeliefert wird.

Um allerdings Erkenntnisse über den von den Genvarianten festgelegten Lebensstil zu bekommen, muss von jeder einzelnen Person eine Lebensstil-Genanalyse gemacht werden.

Wie schon Mendel entdeckte, ist es immer möglich, dass ein sehr lange rezessiv vererbtes, also stillgelegtes Gen durch die gemeinsame Vererbung von Vater und Mutter wieder aktiv wird und nun als ein Teil des Lebensstils bestimmend wird. Weiterhin wissen wir, dass nur ein kleiner Teil der epigenetisch erworbenen Veranlagungen vererbt wird.

Beim Neugeborenen findet in dem Fall eine De-Methylierung statt. Alte Methylierungsmuster, das sind An- und Ausschaltmechanismen der Genexpression die durch die Umwelt bei den Eltern entstanden sind, werden dadurch gelöscht. So können beim Kind andere Genvarianten als bei den Eltern als Phänotyp sichtbar werden. Die Genvariante ist vorhanden und bleibt erhalten, sie ist aber stillgelegt.

Der Phänotyp oder das Erscheinungsbild (altgriechisch phaíno = ich erscheine und týpos = Gestalt) ist in der Genetik die Menge aller Merkmale eines Organismus. Er bezieht sich nicht nur auf morphologische, sondern auch auf physiologische Eigenschaften und auf Verhaltensmerkmale.

Das genetische Erscheinungsbild wird durch das Zusammenwirken von Erbanlagen und Umweltfaktoren bestimmt. Der Phänotyp ist von Umwelteinflüssen beeinflussbar, teilweise kann er aber auch genetisch bestimmt sein. So ist zum Beispiel festgelegt, dass mit fortschreitendem Lebensalter immer mehr Gene stillgelegt werden. Da dies auch die schützenden Genvarianten betrifft, sind wir im Alter größeren Krankheitsrisiken ausgesetzt. Um so wichtiger ist es also, mit bestimmten Ernährungsweisen, genetisch entsprechender Bewegung und eventuell einer leichten, transdermalen Hormonersatztherapie oder DHEA (einem Vorläufer der Östrogene und Testosterone, der diese natürlich anregt, länger aktiv zu sein), dem Körper zu signalisieren, dass die Altersmethylierung noch nicht notwendig ist.

Die Industriegesellschaft

Heute wissen wir durch die Ergebnisse der Genetik und besonders der Haplogruppen, dass wir ein Glied in dieser Kette der Entwicklung der Menschheit sind. Der Homo Sapiens lebte 190.000 Jahre vor unserer Zeit in Äthiopien und auch in Marokko, also in Ost- und Nordwestafrika. Die Genetik kann uns durch die mtDNA und die Haplogruppen gezielt zu unseren Ursprüngen zurückführen, weil wir noch viele der ursprünglichen Genvarianten haben.

Darwin sprach von einer ‚sexuellen Zuchtauswahl' des Menschen. Wenn wir das auf heute übertragen, stellen wir fest, dass auch die Schönheitsideale der heutigen Zeit meistens einem gesunden, überlebensfähigen Körper entsprechen. Männer sollen groß, sportlich und körperlich leistungsfähig sein. Ursprünglich brauchten sie diese Eigenschaften als Jäger. Heute scheint dieses Ideal bei einem Buchhalter oder Manager nicht notwendig zu sein. Hier ist die geistige Leistungsfähigkeit eher ein Kriterium.

Die weiblichen Merkmale sind - auch wenn uns das meist nicht bewusst ist - auf Gebärfähigkeit und Gesundheit ausgerichtet: Voller Busen, schlanke Taille, schöne Haut, lange Haare. Viele junge Frauen, besonders diejenigen, die diesem Ideal entsprechen, wollen allerdings gar nicht unbedingt Kinder bekommen, sondern gehen selbstbewusst und erfolgreich ohne Partner ihren Weg im Beruf.

Möglich ist, dass heute mehr als früher durch die Umwelt

bestimmte Gene aktiviert werden. Man hat nämlich bei amerikanischen Berg-Mäusen ein Gen gefunden, dass bei bestimmten Varianten ein Treue–Hormon, das Oxytocin, ausschüttet und damit auch die emotionale Bindungsfähigkeit unterstützt. Die Mäuse mit bestimmten Genvarianten bleiben ihrem ersten Partner ein Leben lang treu. Seit einigen Jahren wurde bewiesen, dass dieses Hormon auch beim Menschen vorhanden ist - aber nicht bei allen Menschen. Diejenigen, die es haben, sind wirklich monogam und neigen nicht zur ehelichen Untreue. Wäre das vor der Bindung nicht einen Test wert – oder sollten wir vielleicht besser doch nicht alles wissen?

Die Auslese in der Evolution geht jedoch heute weiter, wenn auch auf anderen Wegen: Diejenigen, die diesen Idealen nicht entsprechen, haben laut aktuellen Statistiken deutlich weniger Erfolgschancen, im Beruf wie auch im Privatleben. Zum Beispiel bei mehreren Bewerbern um eine Arbeitsstelle oder bei der Suche nach einem Partner. Sie werden dort, wo sie gern hin möchten, nicht akzeptiert. Sie finden keinen Partner und werden möglicherweise gesellschaftlich gemieden und ‚aussortiert'.

Ursachen für diese Abweichungen von den Schönheits- und Tüchtigkeitsidealen sind häufig die Zivilisationskrankheiten: Übergewicht, weil dies als hässlich abgelehnt wird und zu Krankheiten führt, Diabetes, weil diese Krankheit die Genussfähigkeit beeinträchtigt, Arbeitsausfälle verursachen kann und andere schwere Krankheiten nach sich zieht. Arthrose mit ihren Vorläufern, den Gelenkschmerzen, gehört auch dazu, weil sie jugendliches, sportliches Freizeitverhalten verbietet.

Alle Zivilisationskrankheiten entstehen durch einen Lebensstil, der den Genvarianten des jeweiligen Menschen nicht angepasst ist.

Die Vergleiche unserer mtDNA mit denen unseren Vorfahren zeigen, dass wir noch sehr viele Genvarianten aus den Anfängen des Homo Sapiens haben. Diese Genvarianten waren auf den damaligen Lebensstil ausgerichtet, um gut zu überleben. Weitere Genvarianten entstanden im Laufe der Evolution, zum Beispiel während der Völkerwanderung oder als die Farmer sesshaft wurden.

Die Industrialisierung mit der Spezialisierung und der extremen Arbeitsteilung sind erst ein paar hundert Jahre alt. Ausgrabungen in England zeigen, dass auch in der Zeit der Völkerwanderung, also der Jäger, eine gewisse Arbeitsteilung stattfand: Zum Beispiel, dass die Männer jagten und die Frauen mit ihren Kindern Früchte und andere Nahrungsmittel sammelten und kochten. Auch Tauschgeschäfte und Handel fanden schon relativ früh statt. Rationales Handeln zeichnet schließlich den Homo Sapiens aus.

Matt Ridley widmet in seinem Buch „The Rational Optimist“ den Tauschgeschäften und dem Handel unserer frühen Vorfahren mehrere Kapitel. Er sieht darin den Grund für die geistige Entwicklung des Homo Sapiens zum Menschen der Neuzeit, denn durch Tausch und Handel war zum einen Kommunikation erforderlich, zum anderen verbesserten die Menschen ihren Lebensstil und konnten gemeinsam leichter der Umwelt trotzen.

Die Arbeitsteilung in Büro-Berufe oder einseitige Bewegungen bei der Arbeit am Fließband, haben uns erst in den letzten 300 oder 200 Jahren degeneriert. So schnell entstehen aber genetisch gesehen keine Veränderungen in den Genvarianten. Es entstanden bisher keine Mutationen, die andere als die alten Verhaltensweisen erlauben, um das Überleben ermöglichen. Die Auslese der Evolution für uns hat erst begonnen.

Unsere Marktwirtschaft hat das Problem vergrößert. Neue Krankheiten, wie Burn-Out und psychisch-bedingte Depression entstanden. Die Konkurrenz in der Marktwirtschaft zieht ihren Nutzen daraus. Anstatt über den Druck und die langen Arbeitszeiten nachzudenken, werden immer mehr Fertigprodukte in immer größeren Läden angeboten, die angeblich Erleichterung schaffen sollen.

Sie bringen allerdings sehr oft nur einseitigen Gewinn für die Großanbieter, dem Verbraucher schaden sie jedoch. Durch nicht artgerechte Aufzucht der Tiere, deren Fleisch wir kaufen und verzehren, der Stallzucht mit Antibiotika im Futter und später im Fleisch, durch Vorkochen von Fertiggerichten oder Frittieren mit Billig-Ölen und dem Raffinieren von Zucker und Weizen werden Gesundheitsprobleme geschaffen. Diese sogenannten Zivilisationskrankheiten werden auf längere Sicht erhebliche gesundheitliche Folgeschäden haben. Die Erleichterung durch die billige Fertigware ist oberflächlich und kurzlebig. Wir sind auf dem Weg, einer neuen evolutionären Auslese zum Opfer zu fallen.

Die Medizin hat uns ein längeres Leben durch Hygiene und Medikamente verschafft, was für viele Menschen jedoch eher eine Last als eine Bereicherung werden wird.

Zwanzig Jahre länger leben und während dieser Zeit gegen Krebs kämpfen, durch Alzheimer die Umwelt nicht mehr wahrnehmen oder wegen Entzündungen Medikamente gegen Dauerschmerzen einnehmen müssen, dies sollte nicht als erstrebenswert erscheinen. Es kann aber leicht auf uns zu kommen.

Das folgende Beispiel aus dem 20. Jahrhundert veranlasste die letzten zwei bis drei Generationen zu einem Fehlverhalten im Umgang mit Lebensmitteln: Phil Sokolof, ein amerikanischer Geschäftsmann und Multi-Millionär, schrieb für Jahrzehnte Geschichte, in dem er 1989 einen Bericht in einer Tageszeitung veröffentlichte. Im gleichen Jahr hatte er einen Herzinfarkt erlitten. Er genas mit Hilfe eines angesehenen Herzspezialisten, der aber von Ernährung nicht viel Ahnung hatte und sich auch nur für seine Chirurgie interessierte. Sokolof fragte seinen Arzt, was der Grund für seine Krankheit gewesen war. Der Arzt hatte es eilig und antwortete daher, ohne die Konsequenzen zu überschauen: „Vielleicht war es die Ernährung. Essen Sie mal mehr Sojaöl!"

Phil Sokolof, glücklich und dankbar über seine Genesung, wollte etwas Gutes tun und allen Menschen helfen. Er veröffentlichte in einer sehr verbreiteten, beliebten Tageszeitung einen Artikel über eine ganze Seite, so als sei seine Aussage wissenschaftlich erwiesen: „Butter und Kokosöl machen krank, mehrfachungesättigte Pflanzen-Öle retten vor Herzinfarkt!" Er gründete sogar eine Gesellschaft zum Schutz vor Herzinfarkt, die „National Heart Savers Association".

Der Prozentsatz der Herzkreislauferkrankungen ist aber zumindest in Amerika seit der Empfehlung von mehrfachungesättigten Pflanzenölen rapide gestiegen. Der wirkliche Schaden an der Gesundheit von vielen Menschen trat ein, als die Marktwirtschaft die Argumentation dieses einzelnen Arztes mit viel Geld und Werbung unterstützte. Wissenschaftler wurden mit großzügigen Forschungsgeldern gekauft, damit diese die Produkte für gesund erklärten.

Andere Wissenschaftler protestierten gegen die als Wissenschaft getarnte Werbung der Soja- und Rapsöl-Industrie. Sie wurden aber nicht gehört. Im Gegenteil, die Soja- und die Rapsöl-Industrie machte mit hohen Investition in weitere Zeitungseinheiten Werbung für ihre Produkte.

Für diese Entwicklung gab es Gründe: Wissenschaftler gaben sogar zu, dass sie Geld für ihre Forschung brauchen, das ihnen aber nur gegen die Befürwortung der Produkte gegeben wird. Politiker schließlich wollen wieder gewählt werden. Sie sorgen sich, dass jemand in der Soja-oder Rapsöl-Industrie seinen Arbeitsplatz verlieren könnte.

Erst als die Wissenschaftlerin Sally Fallon in der Einleitung Ihres Buches „Nourishing Traditions - Ernährungstraditionen" (1.Auflage 1998, 2. Auflage 2001, verkaufte Exemplare 45.000) anprangert, dass Ernährungshinweise von Wissenschaftlern auf politische und wirtschaftliche Belange mehr Rücksicht nähmen, als auf die Gesundheit des Menschen und auch Namen und Institute nennt, trat ein gewisses Umdenken ein. Bemerkenswerterweise wurde ihr Buch weder von diesen Institutionen noch von Wissenschaftlern in seinem Inhalt angezweifelt oder gar vom Markt genommen.

Die Entzündungen durch das ‚hydrogenisierte' Soja- oder Rapsöl (siehe unten) gehen schleichend voran. Zuerst zeigen sie sich in Husten, Schnupfen und Gelenkschmerzen, werden aber oft erst im Alter mit Arthrose, Krebs und Alzheimer sichtbar. Wer will dann noch konkret beweisen, dass die Transfette der Rapsöl-Industrie die Entzündungen verursachten? Molekular-biologisch ist es jedoch durch chemische Formeln jedoch leicht zu beweisen!

Bruce Fife wird in seinem Buch „The Coconut-Oil Miracle – Das Kokosöl Wunder" noch konkreter: *„The war of oils, unfortunately, made every person its victim. The only winner was the soybean industry ... - Der Krieg um die Öle machte unglücklicherweise jeden zum Opfer. Der einzige Gewinner war die Soja-Bohnen Industrie. Warum sind wir die Opfer? Weil das Öl, welches das Kokosöl ersetzte, hydrogenisiertes Pflanzenöl in der Hauptsache aus Sojabohnen war - eines der Nahrungsöle, die den größten Gesundheitsschaden anrichteten. Es ist ironisch, dass diese hydrogenisierten Ersatzöle ebenso viele gesättigte Fettsäuren enthalten, wie das tropische Öl. Aber diese Ersatzstoffe bestehen nicht aus leicht verdaulichen mittelkettigen Fettsäuren - sondern aus giftigen Transfetten".*

So wurde die Bevölkerung seit den neunziger Jahren des letzten Jahrhunderts in die Irre geführt. Das sind die Menschen, die heute älter als 50 Jahre alt sind, sie tragen den größten Gesundheitsschaden. Auch jetzt finden wir immer noch die gut getarnte Werbung im Internet und in Zeitschriften, als ginge es um wissenschaftliche Ergebnisse und nicht um Marketing für bestimmte Produkte.

Schon bei der Ernte werden mehrfach ungesättigte Fettsäuren aus Raps oder Soja freien Radikalen und der Oxidation durch Wärme und Licht ausgesetzt, was sie ranzig und gesundheitsschädlich macht. Der unangenehme Geschmack, der dann entsteht, wird durch Geschmackszusätze verdeckt.

Ultrahoch erhitztes Rapsöl - um es haltbarer zu machen - wird als gesund hingestellt. Die Entzündungsverursacher sind dabei bereits im Kaufpreis enthalten!

Und wenn wir es in unserer Küche erhitzen, wird es noch schlimmer: Rapsöl wird zum Transfett, wenn sich beim Erhitzen Wasserstoff an die ungesättigten Kohlenstoffmoleküle ansetzt. Das mehrfach ungesättigte Fett wird dadurch zu einer Art saturiertem Fett, das zwar länger haltbar, aber als Transfett für die Zellen giftig ist!

Mehrfach ungesättigte Fette, das sind alle Pflanzenfette wie Raps-, Soja-, Sonnenblumen- und Sesamöl, dürfen also nicht erhitzt werden. Da sie aber bereits bei der Ernte, dem Verarbeitungsprozess und dem Transport hohen Temperaturen ausgesetzt wurden, sollten sie ganz aus der Küche verschwinden. Wir können nicht erkennen, wie verdorben sie sind und wie viele Transfette durch die Ernte in heißen Ländern und den vielleicht unsachgemäßen Transport der Sojabohnen und des Raps schon entstanden sind.

Bei einer gesättigten Fettsäure dagegen verändert sich in der chemischen Struktur durch Erhitzen nichts. Kokosöl, ein gesättigtes Fett, hat mittelkettige Fettsäuren, die sogar noch entzündungshemmend sind.

Vor nicht mal einem Jahr hörte ich bei einem Food-Kongress in China einen amerikanischen Vertreter der Sojaöl-Industrie in seinem Vortrag sagen (übersetzt ins Deutsche):

„Wir pressen natürlich heute nicht mehr ultrahoch erhitzt, weil ja beim Verbraucher das Wort Transfette bekannt und verpönt ist! Hauptsache unsere Pflanzenöle werden verkauft. Unser Umsatz muss bleiben!"

Ihm war auf Nachfrage auch die sogenannte ‚Volksgesundheit' völlig egal, Hauptsache Umsatz! Erst beim Erhitzen in der eigenen Bratpfanne oder in der Pommes-Bude entstünden die

Transfette, so glaubte er. Von einer Überwärmung bei der Ernte wollte er nichts wissen, dafür sei seine Firma nicht verantwortlich. Auch nicht dafür, dass immer noch ‚alte' Informationen im Internet die Verträglichkeit bescheinigen.

Der Vortrag fand in der Provinz Hangzhou in China statt. In fast ganz Asien wird inzwischen statt des dort früher hergestellten und verwendeten Kokosöls nur noch mit billigen Ölen, den sogenannten Kochölen gebraten. ‚Cooking-Oil' ist die aus dem Amerikanischen übernommene in Asien übliche Bezeichnung dafür. Bei uns nennt man es Speise-Öl.

Wenn man Asien besucht, kann man den Trend zu westlichem, besonders amerikanischem Essverhalten leicht erkennen, denn die Restaurants gewähren Einsicht in ihre Gepflogenheiten: Die meisten Lokale haben offene Küchen oder es wird sogar auf der Straße gekocht, inzwischen immer mit dem modernen und billigen Cooking-Oil aus Soja- oder Rapsöl. Allerdings macht in Asien bei vielen Gerichten, die vor unseren Augen ganz frisch zubereitet werden, der Vitamingehalt die Transfette wieder einigermaßen wett.

Meine asiatischen Freundinnen allerdings würden auch bei Zeitmangel ein Abendessen nicht oder sehr ungern vorgefertigt im Supermarkt kaufen. Sie gehen lieber zu einem der Straßenlokale und lassen sich das frischzubereitete Essen nach Hause bringen. Es ist zu hoffen, dass dies als Tradition so bleibt, denn es gibt die großen, stark expandierenden Supermarktketten aus dem Westen, die Fertigware anbieten.

Kapitel 5
Beispiele für Gen-gerechte Ernährung und Lebensweisen

Stressbewältigung – Gewichtsabnahme und richtige Ernährung – Diät soll nicht wehtun - gesundes Leben – Familienharmonie - Selbstbewusstsein

Motivation: Stressbewältigung
Yvette aus Singapur

Yvette ist eine Ärztin, deren Eltern aus Malaysia stammen und dort auch noch leben. Sie selber arbeitet in Singapur, eine Stadt der Superlative. Das Zentrum, die Orchard-Road, ähnelt einem amerikanischen Stadtbild. Die Straße hat eine vier- und teilweise sogar sechsspurige Fahrbahn, die stets voll von Autos ist, dazu muss keine Rushhour sein. Und das, obwohl in bestimmten Gebieten für das Autofahren eine Sondergebühr bezahlt werden muss. Die Regierung wollte damit den Verkehr eindämmen, mit mäßigem Erfolg, wie man sieht.

Gigantische Einkaufzentren reihen sich in der Orchard-Road aneinander, riesige leuchtende Reklame an abgeschrägten Ecken und großen Kaufhaus-Wänden säumen die Straße. Aus den Geschäften strömt klimatisierte, kühle Luft auf die breiten Bürgersteige, die den ganzen Tag voll Menschen sind. Unter vereinzelten Bäumen befinden sich gut frequentierte Straßen-Cafés und Imbiss-Stände, meist mit chinesischen Spezialitäten.

Nur ein Phänomen macht klar, dass man nicht in New York oder Hamburg ist: Die an großen Plätzen errichteten Areale für die Verehrung von Buddha. Hier stehen um eine Buddha-Statue viele Menschen herum, sie zünden Räucherstäbchen an, beten oder bringen Nahrungsmittel als Opfergabe. Diese bleiben aber nicht lange liegen, denn zu bestimmten Zeiten kommen orange gekleidete Mönche und holen sie zu ihrer eigenen Speisung ab. Ruhe und Besinnung findet man als Betrachter dort kaum, dazu sind die Eindrücke zu bunt und zu vielfältig.

In den Einkaufszentren sind Lokale aus vielen Nationen vertreten, neben westlichen Fast Foot Restaurants findet sich aber auch sehr gutes asiatisches Essen, hier allerdings ohne Einblick in die Küche!

Ich hielt dort auf einem Kongress einen Vortrag über Epigenetik und war etwas außerhalb in einem der prunkvollsten Hotels untergebracht, dem Marina Bay Sands. Das Gebäude gleicht einem Schiff, das auf drei Hoteltürmen mit je 55 Stockwerken fast 200 Meter hoch über der Stadt schwebt. Es ist auch das Kongresszentrum von Singapur.

Nach meinem Vortrag fand wie üblich ein reger Austausch von Visitenkarten mit Kollegen statt, aber eine Frau fiel mir besonders auf. Sie sah für mein europäisches Empfinden wie Mitte dreißig aus, aber sie bewegte sich langsam, als habe sie Schmerzen. Offensichtlich hatte sie meine Aufmerksamkeit bemerkt und stand noch in der Tür zum Hörsaal, als schon der nächste Vortragende auf die Bühne ging. Sie teilte mir mit, dass sie in Singapur lebe und fragte mich, ob ich abends mit ihr Essen gehen würde, um ihr einige Fragen zur Epigenetik zu beantworten. Ich freute mich sehr und bat sie um ein typisch asiatisches Lokal, nicht westlich und möglichst und nicht im Zentrum. Wir machten einen markanten Punkt in der Orchard-Road aus, wo wir uns treffen wollten und sie würde mich dort mit dem Auto abholen.

An diesem Abend lernte ich ein ganz anderes Singapur kennen. Chinatown, eine kleine Stadt in der Stadt. Viele Chinesen leben und arbeiten in Singapur. Es war phantastisch: Essen in kleinen Imbissständen, frisch gekocht, eine winzige Küche, das meiste fand im Freien statt. Ich stellte fest, dass Yvette frittierten Fisch mit Pommes Frites aß. Wollte sie mir ihre Liebe zum Westen zeigen? Ich genoss eines von den leckeren Enten-Gerichten mit Gemüse und einer gelblich-braunen Soße, aus der das Kurkuma deutlich herausgeschmeckt werden konnte.

Yvette erzählte nicht viel Privates, wie es die asiatische Höflichkeit gegenüber fremden Personen fordert, aber sie fragte nach einer Genanalyse. Sie arbeite in einem großen Klinikum, erzählte sie, müsse viel stehen und habe dabei Schmerzen in den Gelenken. Meine Alterseinschätzung korrigierte sich spätestens jetzt. Ich vermutete nun, dass sie vielleicht fünfzig Jahre alt sei, sie hatte aber eine wunderschöne glatte Haut und war sehr schlank. Sie sagte, sie wolle ihr Essverhalten ändern, wisse aber nicht wie. Sport mache sie in einem großen Fitnesscenter fast täglich nach der Arbeit. Sie sei gern unter Menschen, in ihrer Wohnung fühle sie sich oft sehr allein. Ich hatte wie immer auf Kongressreisen Watte-Sticks zur Speichelabnahme in der Handtasche und auch den Unterschriftsbogen zur Genanalyse. Den Anamnesefragebogen wollte ich ihr per E-Mail senden.

Wir verbrachten den weiteren Abend mit Chit-Chat unter Frauen, oberflächlichem Geplauder und sie brachte mich schließlich mit ihrem großen zweisitzigem Sportwagen zum Hotel zurück. Meine Gedanken kreisten um ein Leben als Ärztin in Singapur! Hatte sie keine Familie? Wer waren ihre

Freunde? Ich würde all das aus dem Fragebogen erfahren, ersparte ihr aber, darüber mit einer Fremden zu reden.

Ihr ausgefüllter Fragebogen erreichte mich noch, bevor ich wieder in Deutschland war. Sie war fünfundfünfzig Jahre alt, gerade geschieden und hatte drei erwachsene Kinder. Ihr Essverhalten war tatsächlich westlich eingestellt. Sie liebte nämlich ein französisches Lokal, weil sie mit dem Besitzer flirtete. Er würde asiatisch-französisch kochen und hätte somit nicht nur Touristen als Gäste.

Ich ließ ihre Gene bezogen auf die Hormone, die Ernährung und die Entzündungsbereitschaft analysieren. Eine leichte Depression hatte ich bereits gespürt und die Schmerzen stellten sich als Entzündungen in den Gelenken heraus.

Die Analyse brachte folgendes Ergebnis: Sie sollte Fleisch essen, wenig Kohlehydrate, nichts Frittiertes und zumindest für die nächste Zeit selbst kochen. Und zwar mit Kokosöl, nicht mit Raps- oder Sojaöl. Ihr Hormonspiegel war gleich null, ihre Menopause hatte ziemlich früh eingesetzt.

Ihre Genvarianten zeigten auch, dass sie eine genetische Milchintoleranz hatte. Trotzdem trank sie aber gut einen Liter Mich am Tag, um den schmerzenden Knochen Kalzium zu geben. Das hatte sie aus der Milchwerbung erfahren! Damit hatte sie sich frühzeitig in die Wechseljahre gebracht und sie hatte keine Kraft, um die negativen Umstände der Scheidung zu verarbeiten. Sie hatte zwei Töchter, die den Vater vorzogen, der Sohn war in Europa und studierte.

Wir mailten und machten einen Plan. Für sich allein selbst zu kochen, das hätte sie zeitlich sehr belastet. Aber sie zeigte dem französischen Koch ihre Auswertungen und er war bereit, für sie extra zu kochen, mit Kokosöl und vielen Vitaminen. Er machte sogar ein besonderes Menü daraus, bot es auf seiner Karte an und fand Gäste, die das mochten.

Er fand in Singapur in Little India und auch in Chinatown Metzger, die Fleisch von freilaufenden, mit Gras und Heu gefütterten Tieren anboten. Bei uns würde man Bio-Fleisch sagen. Nach einiger Zeit ließen Yvettes Entzündungen nach, sie lernte mehr mit sich selbst zufrieden zu sein und arbeitete nur noch den halben Tag. Sie begann zu reisen und eroberte die Welt für sich.

Auf einer dieser Reisen lernte sie einen deutschen Globetrotter kennen, der in einer Kommune in Australien lebte. Die Menschen in diesem Camp sind Selbstversorger, sie essen nur, was sie selbst anbauen. Yvette hält es dort allerdings immer nur ein paar Wochen aus, dann zieht es sie zurück nach Asien, weil ihr der Lebensstil in der Kommune nicht wirklich gefällt. Aber sie ist beim Pendeln zwischen diesen zwei Welten glücklich und fühlt sich frei!

Was hatte die Genanalyse in ihrem Leben verändert? Yvette machte eine leichte, transdermale (über die Haut) Hormonersatztherapie. Sie nahm abends natürliches Progesteron ein, davon konnte sie ruhig schlafen. Dies gehört zur Hormonersatztherapie unbedingt dazu, weil der Körper es in früheren Jahren immer gleichzeitig mit Östrogen produzierte. Eine Hormonersatztherapie ist eine Imitation der Situation in einem Alter von etwa fünfundvierzig Jahren, dass heißt, es darf nur soviel Östrogen ersetzt werden, wie bis zu dem normalen Wert von 40 ng/dl fehlt. Das ist oft sehr wenig und es sollte zur Kontrolle von Blutuntersuchungen begleitet werden. Dieser Wert signalisiert den Zellen und der darin befindlichen DNA, dass Alterskrankheits-Gene nicht ‚angeschaltet' werden müssen. Sie trank auch keine Milch mehr. Beides bewirkte, dass die Motivationslosigkeit verschwand. Dadurch konnte sie den bevorstehenden Scheidungs-Krieg gut überstehen!

Die Entzündungen ließen auch deshalb nach, weil ihr französischer Koch für Essen ohne entzündungsfördernde Transfette sorgte. Auf Reisen kaufte sie meist im Reformhaus ein. Dort gibt es inzwischen auch Bio-Brotaufstriche. Sie hatte ja die französische Küche geliebt, also aß sie auch Brot und zwar neuerdings aus Dinkelvollkorn gebacken, ohne weißes Mehl. Bei dem neuen Globetrotter-Aussteiger-Freund in Australien gab es sowieso nur Selbstangebautes!

Im ersten Jahr nahm sie zusätzlich DHEA, eine Nahrungsergänzung zum Immunaufbau. Das förderte die Motivation und den Testosteronspiegel, den auch Frauen brauchen. DHEA ist orthomolekular hochdosiert mit 2000 mg Vitamin C und Resveratrol, ein Antioxidantium aus den Weintraubenschalen.

Ihre Arbeit hatte viel Stress verursacht. Halbtags wurde sie zwar ein wenig ausgenutzt, weil es doch immer etwas später wurde, aber sie hatte gute Urlaubszeiten ausgehandelt und konnte daher die Welt bereisen, ohne ganz von Singapur wegzugehen.

Motivation: Gewichtsabnahme
Charlotte, eine schöne Venus

Charlotte war 45, hübsch und wäre die ideale Frau für ein Gemälde von Rubens gewesen. Aber sie lebte in München im 21. Jahrhundert: Alle Mannequins in den Modezeitschriften waren schlank und groß.

Charlotte hingegen war nur 1,62 m groß und hatte sehr

weibliche Formen, obwohl sie jede Diät ausprobiert hat, die sie in ihren Zeitschriften fand. Meist gab sie aber nach drei Wochen auf und litt unter dem Jo-Jo-Effekt. Sie hatte nach der Diät stets ein paar Kilogramm mehr als zuvor.

Charlotte wollte eine Genanalyse, weil sie gehört hatte, dass sie endlich ohne Diät und ohne zu hungern ein Ideal- Gewicht erreichen könne.

Charlottes Genvarianten zeigten, warum sie sehr weiblich war: Ihr Körper produzierte mehr Hormone, als der anderer Frauen mit anderen Genvarianten. Das machte ihre runden, weiblichen Formen aus! Sie war charmant und begehrt, aber sie stellte sich eine schlankere Figur vor. Sie konnte die Verehrung, die ihr zuteil wurde nicht genießen, weil sie glaubte, das nicht zu verdienen. Sie bewunderte die ‚starken' Männer, weil sie gerne selbst stark gewesen wäre. Ihre Natur war aber eher weiblich, diplomatisch, freundlich, ausgleichend. In ihrer Erziehung hatte sie gelernt, nur wer sich durchsetzt und stark ist, also bereit ist über Leichen zu gehen, der ist was wert!

Das Ergebnis der Genanalyse machte Charlotte sehr nachdenklich. Sie erzählte mir: „Als kleines Mädchen mochte ich Kleider, während die Freundinnen in Jeans tobten. Ich liebte die Stöckelschuhe meiner Mutter und klaute schon mit vier Jahren den Lippenstift der Mama!"

Als sie das sagte, glänzten ihre Augen, und sie sah glücklich und gelöst aus. Sie träumte weiter: „Einmal, da waren die Eltern nicht da und ich wusste, so schnell würden sie nicht zurück kommen. Da habe ich mir Röcke, Blusen und auch BHs aus Mamas Schrank geholt und mich richtig als große Dame verkleidet. Ich habe eine Schallplatte laufen lassen mit einem Lied aus einem Hollywood Film. Und für ein paar Minuten gehörte ich zu der Welt der Großen und Schönen. Dieser Moment war so schön, dass ich mich gar nicht mehr an die Strafe entsinne, denn mein Abenteuer ist sicher später von der Mama bemerkt worden".

Jetzt sollten die Gene ihr sagen, sie habe damals richtig gelegen und ihre Natur wahrgenommen? Sie sei eben keine kämpferische Amazone, sondern liebt es, sich hübsch zu machen, genießerisch zu kochen und zu essen. Ja, wenn sie das dürfte, dann hätte sie sicher nicht um elf Uhr nachts Lust auf Kuchen und Schokolade. Alles was sie am Tag abgehungert hatte, futterte sie da wieder dran.

Charlotte hatte einen zu hohen Cholesterinspiegel, weil sie kein Fleisch aß, aber genetisch die Jäger-Variante hatte. Gutes Fleisch (siehe unten) war für sie also weder schädlich, noch machte es sie dick. Aber sie hatte gelernt, Fleisch sei ungesund und Charlotte gehorchte den Illustrierten ebenso wie den Eltern.

Die Genanalyse gab Charlotte den Kick, sich auf sich selbst zu besinnen: Sie kochte sich Gemüse und legte einen Vorrat von selbstgekochter Fleischbrühe im Gefrierschrank an. Am Wochenende fuhr sie aufs Land, um bei einem Bauern einzu kaufen. Sie ging dort lange spazieren und entdeckte ihre Lust an der gemütlichen Bewegung. Sport hasste sie bisher. Dieser wäre für sie auch gar nicht gut gewesen: Zu intensive, schnelle Bewegungen hätten ihre Zellen in Stress versetzt und damit Entzündungen provoziert. Charlotte hatte eine Genvariante, die zwar Bewegung, aber keinen intensiven Sport zuließ ohne kleine, leichte Entzündungen zu entwickeln.

Charlotte fragte sich von Zeit zu Zeit: „Darf es sein, dass ich so lebe, wie ich bin?“ Aber sie selbst spürte die Bestätigung - sie fühlte sich wohl und hatte ein paar Pfunde abgenommen. Sie war immer noch die Venus, aber sie wusste, wenn die dünnen Frauen mal sechzig sind, sehen die mager und zickig aus, aber sie wirkte immer noch etliche Jahre jünger und hatte eine wunderschöne glatte Haut.

Motivation: Gesund leben
Soraya aus Bangladesch

Soraya aus Dhaka in Bangladesch ist ebenfalls ein ganz besonderer Fall!

Zu Zeiten des Monsunregens besteht Dhaka aus Pfützen. Die abgenutzten Jalousien vor den Läden und Häusern sind geschlossen und die Straßen von Fußgängern ausgestorben. Autos fahren Schritttempo, dennoch spritzen sie alles nass, was in ihrer Reichweite ist. Die Geschäfte und Restaurants sind versteckt und oft nur durch kleine Gänge von der Straße zu erreichen. Ohne einheimische Begleitung sind sie fast unmöglich zu finden.

Ich hatte einen Workshop über Genetik und Epigenetik in einem der größten Krankenhäuser gehalten. Soraya war dort die Bürochefin, alles ging durch ihre Hände. Sie begleitete mich zum Einkaufen, denn ich wollte gerne einen der riesigen, lokalen Gewürzmärkte sehen! Sie ließ uns zuerst bei einem großen westlichen Supermarkt aussteigen. Dieser schien zwar der Stolz der Stadt zu sein, war aber absolut nicht das, was ich suchte. Innerlich ein bisschen entsetzt, bat ich sie weiterzufahren, zu einem alten Markt.

Sie zögerte und warf einen Blick auf meine Füße. Ich hatte Plastiksandalen an, für mich war das in Ordnung, denn es war ja trotz des Regens etwa 30 Grad warm. Wasser auf den Wegen war also kein Hindernis.

Als wir jedoch ausstiegen, wusste ich den Grund für den Blick: Der ganze Markt stand in den Gängen gut drei Zentimeter unter Wasser! Bevor ich ausstieg, krempelte ich meinen langen Rock in der Taille so hoch, dass er nicht mehr ins Wasser hing. Soraya schmunzelte, sie machte dasselbe mit ihrer weiten, unten zusammengefassten Pluderhose ihres Sari. Da kaum Touristen in der Stadt waren und alle Frauen Saris trugen, hatte ich mich mit meinen langen Röcken angepasst, um nicht sofort als Touristin aufzufallen.

Als ich mit Soraya den Markt betrat, war ich von der Farbenvielfalt der Gewürze und Kräuter sprachlos. Die Marktstände waren meterhoch mit Säckchen voller Kräutern und Gewürzen bepackt. Die Verkäufer standen meistens irgendwo in der Menge ihrer durchsichtigen Tüten versteckt, durch deren Hüllen die Farben der gemahlenen Gewürze zu sehen waren. Stände und schmale Gänge soweit das Auge reichte. Dazwischen wurde, genauso hoch gestapelt, frisches Obst angeboten. Auch eine Abteilung für Gemüse gab es.

Die Art der Fleischstände kannte ich aus anderen asiatischen Ländern: Große Ventilatoren, die senkrecht von der Decke direkt über dem Fleisch hingen, sorgten für Luftbewegung und wachten mit den Besitzern sorgfältig darüber, dass sich keine Fliegen auf das Fleisch setzten!

Ich bat Soraya, für mich Kurkuma (Gelbwurz), Chili und besondere Curry-Mischungen für Fisch und Fleisch zu erhandeln. Ich erntete einen erstaunten Blick, sie hatte trotz ihres holprigen Englisch sofort verstanden und fragte, woher ich all diese Gewürze kenne. Ich sagte ihr, dass ich dies durch Vorträge von Indern gelernt hätte. Zum Beispiel dass Kurkuma Entzündungen verhindere, Chili Schmerzen behebt und die Curry-Mischungen meist von den Händlern lecker zusammengestellt sind und auch noch andere Gewürze beinhalten. Ich würde zu Hause damit kochen, sagte ich ihr.

Sie war begeistert. Leider verstand ich kein Wort, was sie dem Verkäufer alles erzählte, aber ich bekam schwere Plastik-Tüten von allem, was ich wollte und zahlte insgesamt nicht mal umgerechnet drei oder vier Euro dafür!

Soraya trug die große schwere Tüte und fasste mich am Handgelenk. Sie zog mich durch die überschwemmten Gänge in eine andere Markthalle: Kleidung in Hülle und Fülle und ebenso bunt wie die Gewürze! Sie ging zu einem Sari-Stand und musterte mich. Sie sprach mit dem Schneider, der professionell ein Metermaß um den Hals hängen hatte.

Ich wusste nicht so recht, was ich sagen sollte, ließ aber meinen Brustumfang ausmessen. Okay, dachte ich, dann kaufe ich mir als Souvenir einen Sari! Soraya handelte, fragte mich nach Stofffarben, schlang Tücher um mich. Ich fühlte mich ein wenig hilflos, weil ich nichts verstand. Der Schneider und sie achteten darauf, welches der großen Tücher mir am besten gefiel. Es wurde in eine Tüte gepackt. Es wurde weiter verhandelt, dann endlich wurde ich aufgeklärt. Soraya sagte mir, sie würde die Bluse zu dem Tuch morgen Nachmittag abholen, sie wäre bis dahin genäht. Dieser Sari sei ihr Geschenk für mich.

Ob ich bei Facebook sei, fragte sie dann noch. Ich bejahte und sie freute sich: Sie würde mir viele Rezepte für meine Gewürze senden. Sie liebe es zu kochen und benutze eben genau diese Gewürze bei fast jedem Gericht. Ich fragte, ob ich ihr auch etwas schenken dürfe, nämlich eine kleine, auf ihre Ernährung bezogene Genanalyse?

Zurück im Hotel nahm ich ihr den Speichel ab. Alles andere wollten wir per E-Mail machen. Ich erfuhr durch den Fragebogen, dass ihr Mann in Japan arbeitete, weil er dort mehr verdiente. Sie hatte einen neunjährigen Sohn, Soraya selbst war zweiunddreißig Jahre alt. Sie kochte täglich und um zu sparen, benutzte sie das in ihrer Heimat preiswerte einheimische Kokosöl und nicht das sogenannte moderne, amerikanische cooking-oil aus dem Supermarkt! Es passte alles so sehr, dass ich im Arztbericht kaum Vorschläge zur Veränderung hatte. Ich wollte auch nicht gegen Landestraditionen verstoßen.

Ein Problem ist allerdings, dass Frauen in diesen Ländern kaum einen Sport treiben. Soraya aber hatte laut ihrer Genvarianten eine Neigung zum Übergewicht. Sie hätte also Bewegung gebraucht. Ich fragte also über Facebook, ob sie sich nicht ein paar Gymnastik-Übungen aus dem Internet runterladen könnte, die sie mit ihrem Sohn zu Hause, wo es niemand sehen würde, machen könnte. Natürlich, dick werden wollte sie auf keinen Fall. Hungern schon gar nicht, weil sie das Kochen so liebe. Ich habe nicht weiter nachgefragt, aber ich glaube, sie macht zu Hause Sport, denn auf den Bildern, die sie in Facebook postet, ist sie immer noch schlank!

Auch für die Menschen in Dhaka ist zu hoffen, dass der westliche Supermarkt nicht die gesunde Kost vertreibt. Ein Vorteil für diese Länder ist erfreulicherweise, dass ein westlicher Supermarkt kaum so preisgünstig verkaufen kann, wie es die einheimischen Märkte sind.

Bei einem Vortrag hörte ich von indischen Zwillingsbrüdern. Sie wurden früh getrennt, einer blieb in Indien, der andere ging nach Amerika. Im Alter ähnelten sie einander nicht mehr. Der eine, in Indien geblieben, sah mit 60 Jahren fast faltenlos und gesund aus. Der andere, nach Amerika ausgewandert, wirkte runzelig und kränklich.

Die Gewürze und die Ernährung haben dabei sicher eine ebenso große Rolle gespielt, wie die Entfernung von Familie und zu Hause.

Motivation: Familien-Harmonie bei Tisch
„Heiß und fettig!"- eine Familie aus Niederbayern

Vroni klagte über ihre Männer: Sie würde so gern vegan essen, aber ihr Mann und ihr Sohn wollten Fleisch, möglichst zu jeder Hauptmahlzeit. Am liebsten heiß und fettig, sagte der Sohn, um die Mama zu ärgern! Vroni dagegen fand es ‚beziehungslos', wenn nicht alle am Tisch das gleiche aßen. Also nahm auch sie widerwillig Fleisch zu sich. Sie hätte gern durch die Gene den Beweis gehabt, dass Fleisch ungesund wäre, zumindest in ihrer Familie.

Ihr Mann allerdings wollte durch die Genanalyse den Beweis, dass er Fleisch brauche: Er sei Bayer und Handwerker, gehe gern in die Berge, käme sich als Jäger vor: Mit dieser Vorstellung konnte er sich identifizieren.

Vroni kaufte Fleisch ziemlich lieblos im nahe gelegenen Supermarkt, sie kochte und briet mit dem sogenannten Speiseöl. Wenn das so hieße, müsse es ja okay sein, fand sie. Ihr Mann nahm nicht zu, egal, was sie kochte. Sie dagegen kämpfte mit den Pfunden, seit sie etwa fünfundvierzig Jahre alt war.

Die Genanalyse klärte tatsächlich den Streit: Ihr Mann war der Jäger-Typ und sie hatte die ‚hetero Variante' (Erklärung siehe unten), konnte also in Maßen Fleisch vertragen.

Das viel größere Problem war der Einkauf, die Auswahl der Fette und die Zubereitung des Fleisches. Denn das, was sie aßen, war für beide ungesund. Überwiegend kauften sie nämlich Fleisch aus Stallzucht! Das konnte nach der Arbeit schnell erledigt werden und war billig. Diese Tiere waren ohne Bewegung aufgewachsen, hatten also kein Testosteron und keine Omega-3-Fette im Muskelfleisch. Stattdessen hatten sie Futter bekommen, das mit Antibiotika und Hormonen angereichert war.

‚Heiß und fettig' war für beide gut - bei der richtigen Auswahl und Zubereitung des Fleisches und der Fette. Und für mich war es wieder einmal die Bestätigung: Naturbezogene, selbstbewusste Menschen spüren, was für sie gesund ist. Vronis Mann hatte dieses Bewusstsein, zumindest bei seinem Bedürfnis nach Fleisch. Vroni dagegen war durch Werbung, Internet-Foren und den allgemeinen Ratschläge von allen Seiten verunsichert!

Aber so einfach, wie ich dachte, war es nicht. Die beiden waren bei der Besprechung ausgesprochen skeptisch: Es kann doch nicht sein, dass man essen darf, was man mag! Diät muss wehtun, meinten sie!

Diese übergroße Skepsis gegenüber den Ergebnissen hat mich dann doch richtig überrascht, denn **Gen-angepasste Ernährung ist keine Diät, sondern Natur!**

Kreativität ist alles in der Beratung bei epigenetischen Ergebnissen. Also musste ich Geduld haben, bevor eine Idee sich entwickeln konnte! Eine Blutanalyse könnte das Ergebnis bestätigen, hoffte ich und riet zu einem großen Blutbild, was beide vor fünf Jahren das letzte Mal gemacht hatten.

Vronis Mann empfand das für unnötig, er wisse, was für ihn gut sei. Bei Vroni brachte uns die Blutanalyse weiter: Sie hatte ein Gesamt-Cholesterin von 280 mg/dl (Norm < 200), das LDL war weit zu hoch: 196 mg/dl. Der Hausarzt riet, wie allgemein üblich, zur mediterranen Diät oder zur Einnahme von Statinen. Statine sind ein chemisches Medikament mit beträchtlichen Nebenwirkungen: Sie senken zum Beispiel den Hormonspiegel und beschleunigen die Wechseljahre.

Die Grundlage der Gesundheit durch gen-angepasste Ernährung ist das Human Genom Project. Es wurde 2003 beendet und lieferte in den folgenden Jahren durch wissenschaftliche Studien viele Neuerungen. Die meisten Ärzte, die heute praktizieren, waren aber vor 2003 mit dem Studium fertig. Ernährung ist zudem kein Fortbildungsfach für Ärzte und Ernährungs-Beratung ist auch nicht ihr primäres Aufgabengebiet.

Da Vroni vergeblich ausprobiert hatte ihren Cholesterinspiegel durch mehrfach-ungesättigte Fettsäuren, also ohne Verzehr von Fleisch, zu senken, glaubte sie dieser Aussage nicht mehr. Sie war inzwischen so neugierig geworden, dass sie nun die Umstellung auf eine Gen-angepasste Ernährung zumindest einmal ausprobieren wollte.

Mein Rat bestand im Wesentlichen aus folgenden Punkten:

1. Fleisch beim Bauern oder auf dem Markt kaufen, wo der Bauer/Verkäufer garantiert, dass die Tiere artgerecht gehalten werden. Das heißt, die Fütterung sollte durch Gras oder Heu erfolgen, ohne Zu-Fütterung von Mais und Weizen-Häcksel. Die Tiere, also die Rinder, Hühner, Puten, Gänse und Enten sollen frei auf der Weide oder dem Hof herumlaufen können.
2. Das Fett zum Braten und Kochen muss gesättigt sein, damit es beim Erhitzen keine Giftstoffe an den ungesättigten Kohlenstoff-Armen bildet. Ich schlug vor, natives, kaltgepresstes Kokosöl zu verwenden.
3. Vroni sollte höchstens dreimal in der Woche Fleisch essen. An den anderen Tagen kann ihr Mann seine Lust auf Fleisch zum Beispiel mit einem tiefgefrorenen Rest von der vergangenen Woche, mit Schinken, kaltem Braten oder ganz bayrisch mit Leberkäs oder Weißwurst stillen. In diesen Wurstwaren ist allerdings kaum Fleisch enthalten, sie bestehen dagegen aus tierischen, das heißt gesättigten, Fettsäuren. Für den ‚Jäger-Typ' sind sie bekömmlich und erzeugen weder einen hohen Cholesterinspiegel, noch rufen sie Entzündungen hervor.
4. Sie sollte für sich selber öfter einmal einen vitaminreichen Salat zubereiten und eventuell zusätzlich bayrischen Schnittkäse essen.
5. 5. Vroni hatte einen hohen LDL Spiegel, der zusätzlich das Gesamtcholesterin erhöhte: Sie musste sich also mehr bewegen! Sie wollte ihren Mann ab jetzt auf Bergtouren begleiten, wenn er ein bisschen auf ihre Fähigkeiten einginge!

Dazu eine Anmerkung: *LDL erhöht sich allerdings auch durch Transfette. Ein niedrigerer LDL Spiegel sollte nach etwa einem halben Jahr zeigen, ob Vroni sich nach der Genanalyse richtete.*

Durch die Genanalyse schien der Hausfrieden zunächst einmal gerettet zu sein. Allerdings zweifelte ich nach weiteren Gesprächen an der Mitarbeit: Das Bio-Fleisch war beiden zu teuer, wo doch das Fleisch aus Stallzucht um zwei Drittel weniger kostet. Ein Gefrierschrank, um preiswerteres Bio-Fleisch auf dem Land zu kaufen und einzufrieren, war nicht vorhanden. Nach einer Bezugsquelle für Kokosöl wurde nicht gefragt. So nebenbei erzählte sie mir auch, dass von ihren Freundinnen und auch im Internet viel billigeres Rapsöl angepriesen werde. Die dahinter versteckte Werbung hatte sie nicht erkannt. Die Skepsis war wohl geblieben.

Aber ein deutlicheres Zeichen der nicht vorhandenen Bereitschaft zur Mitarbeit war für mich der fünfzehnjährige Sohn, der möglicherweise unbewusst die Skepsis der Eltern spiegelte: Alex war grundsätzlich dagegen!

Er hatte keine Genanalyse machen wollen, aber er litt stark unter Akne. Die war geblieben, trotz einer medikamentösen Behandlung mit einem Vitamin A Präparat. Hierbei handelte es sich um starkes Medikament, das mit einer Diät aus Gemüse und magerem Fleisch aus Freilandhaltung begleitet werden sollte. Aber solange er sich in den Brotzeit-Pausen von Pommes (in Transfetten gebraten) und Burgern (Fleisch aus Stallzucht) ernährte, konnte die Akne weitersprießen. Fleisch von artgerecht gehaltenen Tieren und Kokosöl zum Braten hätten dagegen seine Akne wesentlich bessern können.

Wurde das aber in der Familie gegessen? Ein Gefrierschank war immer noch nicht vorhanden, also war auch kein Einkauf beim Bio-Bauern möglich, der nur in Zehn-Kilogramm-Paketen verkauft. Außerdem musste das Kochen schnell gehen. In der Mittagspause waren maximal dreißig bis fünfundvierzig Minuten Zeit für die Zubereitung der Mahlzeit. Das reicht gerade für Gemüse und kurzgebratenes Fleisch, aber nicht für selbstgemachte Fleischsuppen oder einen ordentlichen Braten, auch nicht mit dem vorhandenen Dampfgarer. Natürlich reichte die Zeit erst Recht nicht für die Zubereitung einer Ente, Gans oder einem Bio-Huhn vom Hühnerhof.

Asiatische Gerichte wären vielleicht noch eine Lösung gewesen, denn die sind meist im Wok auch schnell zubereitet.

In einer abwechslungsreichen Küche sollte bei kurzen Mittagspausen abends vorgekocht werden. Zumindest das Fleisch kann zerkleinert und in Kräuter und Gewürze eingelegt werden. Eine gute Soße könnte mit einer selbst gemachten Fleisch-Brühe vorbereitet werden, zum Beispiel langsam köchelnd mit Gewürzen, ähnlich dem Miso der Japaner. Miso ist ein sehr gesundes Soja-Produkt, dem das hohe Alter vieler Japaner zugeschrieben wird. Die gesamte Zubereitungszeit wird allerdings wohl nicht unter zwei Stunden liegen.

Für den Berater ist in diesem Fall Geduld angezeigt. Die Rapsöl Werbung, die Dumping-Preise bei Fleisch von Stallzucht-Tieren ebenso wie die Nachbarn, die das ja auch essen und gesund erscheinen, verfehlen ihre Wirkung nicht.

Motivation: Selbstbewußtsein

Die Umwelt kann leicht die Wahrnehmung für sich selbst trüben. Die Erziehung, wie das Beispiel Charlotte zeigt, die Medien und die Nachbarn wie bei der Familie aus Niederbayern. Freunde, die selbstsicher ihre Version vertreten, oder Bücher, die nur die Erfahrungen des Autors wiedergeben.

Die Menschen in meiner Praxis haben durch die Genanalyse erfahren, dass sie selbst über die Umwelt, die Epigenetik, die Macht haben, mit ihrer eigenen Natur umzugehen. Dadurch haben alle an Selbst-Bewusstsein gewonnen. Dieses Wissen und diese Kraft geben Selbstvertrauen.

Wir stellen uns die Frage, ob es spezielle Genvarianten für mehr oder weniger Selbstvertrauen gibt? Vielleicht einen sogenannten Selbst-Vertrauens-Code, den vielleicht Nelson Mandela (er wurde 94 Jahre alt und verbrachte 20 Jahre im Gefängnis) und die junge islamische Kinderrechtsaktivistin Malala Yousafzai haben. Malala überlebte ein Attentat, das auf sie verübt wurde, weil sie es wagte, als Mädchen in die Schule zu gehen. Sie tritt seitdem für die Rechte der Mädchen und Frauen ein. Im Juli 2013, ihrem 16. Geburtstag, sprach sie vor der Jugendversammlung der UNO.

Wir können an den Genvarianten sehen, wie ein Mensch mit Mut oder Kampfgeist (COMT), Ruhe und Ausgeglichenheit (SERT) oder Ängstlichkeit (COMT, BDNF) ausgestattet ist. Aber es ist uns nicht möglich einzuschätzen, wie dieser Mensch diese Veranlagungen einsetzt und wie seine Umwelt ihn unterstützt. Einer der Nachgeborenen der Psychoanalyse, Alfred Adler, schrieb, dass der Mensch mit einer ihm angeborenen ‚Kreativität' auf die Welt kommt. Mit dieser Kreativität begegnet er seiner ersten Umwelt und erfährt Reaktionen, die ein Wechselspiel auslösen. Dies wird zu einem lebenslangen Prozess, auch wenn es Zeiten im Leben gibt, in denen wir stärker prägbar sind, als zu anderen. Es war die Psychoanalyse (Freud, Jung, Adler), die uns im Laufe des 20. Jahrhunderts zeigte, dass wir mit Prägungen umgehen können, sobald wir sie kennen. Das ist nur dann möglich, wenn Unbewusstes bewusst gemacht wird.

Nur die Genvarianten, die uns bekannt sind, lassen sich bewusst aktivieren oder stilllegen. Diese Chance sollten wir nutzen.

Zwei Journalistinnen, Katty Kay und Claire Shipman wollen rein genetisch ihren eigenen Code für Selbstbewusstsein herausfinden. Sie haben dafür ihre Genanalysen im Internet bestellt und sie schreiben darüber in ihrem Buch „ The Confidence Code: The Science and Art of Self-Assurance - What Women Should Know" (E-Book 2014). Durch die Genanalysen wollen sie eigentlich nur wissen, ob man Selbstvertrauen genetisch belegen kann. Sie selbst glaubten, Selbstbewusstsein zu haben, wenn auch nicht in jeder Situation! Dazu wählten sie Gene für Kampfgeist, Ruhe und Gelassenheit! Die beiden Journalistinnen erschraken über ihre Ergebnisse. Die Resultate in den Genvarianten sprachen eher für Ängstlichkeit, wenig Kampfgeist und Anpassungsbereitschaft.

Spannenderweise aber passierte etwas, was die Erklärung gibt: Durch die Unterstützung und Fürsorge der Ehemänner beruhigen sich beide relativ schnell wieder. Sie hatten nämlich durch die Umwelt mit ihren Genvarianten umzugehen gelernt. Sie sind zu Selbstbewusstsein erzogen worden und haben damit die Bedeutung der Genvarianten kompensiert oder sogar stillgelegt.

Was würde aber passieren, wenn eine der beiden Journalistinnen ohne Unterstützung von außen gefährliche Situationen meistern müssten? In diesem Fall wäre es gut, dass sie ihre Veranlagungen kennen und sich Hilfe suchen würden. In einer Gruppe Gleichgesinnter hätten sie wieder die Unterstützung, die sie brauchen. Zum Einzelkämpfer sind sie nicht geeignet.

Bleibt die zu Beginn gestellte Frage: Was ist das Geheimnis in den Genvarianten der Menschen, die trotz eines Lebens voller Rückschläge, Vertrauen in ihre Fähigkeiten bewahren?

Es gibt keinen sicheren **Confidence-Code!** Die genetische Veranlagung ist eine Grundlage, die es wahrzunehmen gilt. Wir können sie aber durch unser Verhalten beeinflussen! Oder sogar noch besser: Als Kinder, wenn wir noch sehr prägbar sind, können unsere Eltern zum Beispiel Ängstlichkeit relativieren, indem sie mit uns reden.

Nelson Mandela wurde 94 Jahre alt. In zwanzig Jahren Gefängnis hat er zwei schwere Krankheiten überstanden. Auch Malala überlebte zwei Kopfschüsse, die aus nächster Nähe auf sie abgegeben wurden. Sie erhielt als bisher jüngste Anwärterin den Friedensnobel-Preis und kämpft weiter für die Rechte der Mädchen in islamischen Staaten.

Möglich, dass beide eine genetische Veranlagung aufweisen, die ein gutes Immunsystem unterstützt, um Krankheiten und Verwundungen heilen zu lassen. Möglich auch, dass sie beide auf Stress mit Ruhe reagieren!

Wozu also die Lebensstil-Analyse, wenn es so viel auf die Umwelt ankommt?

Nehmen wir das Beispiel eines jungen Mannes. Er will mit fünfundzwanzig Jahren seinen Job aufgeben und die Welt erobern. Für ihn heißt das, er will die Welt auf einer langen Reise anschauen. Möglicherweise hat die Erziehung der Eltern ihm diese Lust auf das Aussteigen vermittelt.

Gesetzt den Fall, er kann, wenn er in fünf Jahren zurückkommt, in seinem Beruf wieder einsteigen. Was sollte er bedenken? Es geht um Selbstvertrauen!

Er wird auf seiner Reise nicht nur freundlich gesinnte Menschen kennenlernen, er wird einsame Nächte haben, Heimweh und Gefahren durchstehen müssen. Wird er besonnen und ruhig bleiben? Angst ist ein gutes Warnsignal, wenn sie jedoch überhand nimmt, stört sie die Wahrnehmung der Umwelt.

Wäre es nicht gut, er hätte außer der Unterstützung der Eltern angeborenes Selbstvertrauen und weniger Ängstlichkeit? Neigt er zu Stressreaktionen? Wir nehmen an, der junge Mann hat diese genetische Grundlage nicht. Wie bei den Journalistinnen beruht sein Selbstvertrauen auf einer guten Unterstützung der Umwelt und bisher richtigen Entscheidungen auf seinem Lebensweg. Ich würde diesen jungen Mann unbedingt eine Lebensstil-Genanalyse machen lassen.

Hätte er die genetische Veranlagung zum Selbstvertrauen nicht im Hintergrund, würde ich ihm raten, mit einem unterstützenden Freund zu reisen. Allerdings wird es schwer sein, einen Freund mit ähnlich viel Zeit zu finden! Was tun?

Mein Rat wäre, die Reise in verschiedenen Abschnitten zu planen. Er könnte zwischen zwei Abschnitten zu Hause ein paar Wochen oder Monate wieder Unterstützung auftanken.

Dadurch würde seine Reise sicher erholsamer und bereichernder. Er könnte mehr fremde Eindrücke gelassen aufnehmen und verarbeiten.

Kapitel 6
Was können wir messen und analysieren?

Der genetische Fingerabdruck – die Lebensstilanalyse – Zerschnittene DNA: short tandem repeats – codierte Gene

Die „Rohdaten" für die Ausarbeitung der Lebensstil-Ratschläge

„Sience, like nothing else among the institutions of mankind, grows like a weed every year! - Die Wissenschaft, wie sonst nichts in den Institutionen der Menschen, wächst jedes Jahr wie Unkraut!"

Das sagte Kary Mullis, geboren in North Carolina im Dezember 1944. Und er sagte weiter über die Wissenschaft: „We not only can luxuriate in its weed-like growth, but we can each of us be a creative and active part of it if we so desire. And we will, there is no stopping it, nor can there be any end to it! - Wir können nur in seinem Unkraut gleichen Wachstums schwelgen, aber wir können jeder von uns, wenn wir das wollen, ein kreativer und aktiver Teil davon werden. Und wir wollen das, es gibt weder einen Einhalt, noch gibt es ein Ende für den Fortschritt der Wissenschaft!"

Der junge Kary bewies schon mit im Alter von zwölf Jahren seine spätere Aussage. Zum Ärger und zur Beängstigung seiner Mutter baute er nämlich Raketen und benutzte selbstgemachtes Schießpulver für seine Flugkörper!

In einer Nacht wollte er eine ausprobieren! Er entzündete einen Feuerwerkskörper im hinteren Teil der Rakete - mit dem Erfolg, dass die Explosion flüssigen Schwefel in die Luft blies.

„Das war der Höhepunkt meines Raketen Trips", so schrieb er später in seiner Autobiographie „Fourteen Years of Kary (1958) – Die vierzehn Jahre des Kary"

Es blieb nicht bei diesen ersten ‚kreativen' Versuchen: Kary studierte Chemie und Biochemie und später Pharmazeutische Chemie. Als Direktor der Cetus Cooperation in San Diego arbeitete er konzentriert an der DNA-Technologie und lehrte diese in anderen Firmen und Laboren. Er entdeckte die **Polymerase Chain Reaction**, abgekürzt inzwischen nur noch **PCR** genannt. Die PCR wird genutzt, um Teile der DNA zu vervielfältigen, um auch mit wenig Material die DNA analysieren zu können. Wir werden später sehen, was da genau analysiert werden kann.

Kary Mullis bekam 1993 den Nobelpreis für Chemie für seine Entdeckung der PCR. Wieder hatte ein Wissenschaftler im 20. Jahrhundert den Grundstein für eine Technik im genetischen Bereich gelegt. Eine Technik, die, wie wir sehen werden, sehr entscheidend werden sollte!

Wir sprechen spätestens ab dem Beginn unseres Jahrhunderts von der Gen-Technologie, nicht mehr von der Vererbungslehre. Im Mittelpunkt der Forschung stehen nämlich nicht mehr der Vererbungsvorgang, sondern die Vorgänge in der Zelle bei der Zellteilung, die Untersuchung der Organellen (kleine Organe innerhalb der Zelle) und die verschiedenen Abschnitte der DNA.

Unter anderem wurde es durch die Gentechnologie möglich, sehr exakt und schnell die Loci (Positionen, an denen die Exon - die Erbträger - sich bei Vater und Mutter unterscheiden) auf dem Genstrang zu finden, die Veränderungen aufweisen und damit für die Gesundheit und den Lebensstil eine Bedeutung haben.

Ohne die Erfindung spezieller Geräte wie Zentrifugen und PCP-Maschinen, der differenzierten Mikroskope und der Umsetzung der Vorgänge im Computer wären die Wissenschaftler heute noch auf umfangreiche, langandauernde und anfällige handwerkliche Laborarbeit angewiesen.

Der Fingerabdruck in der Forensik

Denken Sie bitte noch einmal einen Moment an Kary Mullis Aussage, schwelgen Sie in den neuen Erkenntnissen der Wissenschaft und nehmen Sie kreativ teil! Stellen Sie sich vor, die Polizei braucht zu bestimmten Ermittlungen Ihre Hilfe!

Unser Kriminal-Team hat nämlich ein Problem: Ein Hacker hat alle Computer des Kommissariats lahm gelegt. Die Kriminalbeamten sind ohne Computer vollkommen überlastet und hilflos. Ursprüngliche und altmodisch anmutende Methoden müssen angewandt werden, bei denen der Computer nicht nötig ist. Ein dringender Fall steht an!

Schnelle Aufklärung ist nötig, weil möglicherweise ein Serieneinbrecher unterwegs ist. Allerdings könnte es auch bereits Nachahmer geben, denn der Fall ging schon durch die Presse! Fünf Tatorte gibt es bereits! Einzelne Leute aus der Bevölkerung mit einem Gefühl für Fingerspitzen, werden gesucht! Sie, meine verehrten Leser und Leserinnen, sind natürlich dabei.

Da der Einbrecher – vielleicht sind es auch mehrere - nur in Häuser einbricht, in denen die Bewohner ausgegangen sind und er genau beobachtet hat, wann sie in der Regel zurück kommen, genehmigt er sich stets ein Bier und eine Brotzeit aus dem Kühlschrank, nachdem er seine Diebesbeute eingepackt hat. Erst dann verschwindet er. An den fünf Tatorten wurden Fingerabdrücke von mutmaßlichen Tätern, aber natürlich auch von den Familienmitgliedern gefunden.

Sie sollen nun herausfinden, welcher Fingerabdruck nicht zu den Familienangehörigen gehört. Die Ergebnisse werden dann im Kommissariat verglichen. Die Polizei hofft, bis dahin wieder an die Computer zu können.

Sie ziehen also los zum ersten Tatort. Was müssen Sie tun? Nun der erste Schritt ist, dass Sie mit Kohlepapier allen Hausbewohnern die Fingerabdrücke abnehmen, indem Sie die Bewohner ihre Finger auf dem Papier schwärzen und dann auf ein weißes Papier drücken.

Nun geht es an die Untersuchung der Bierflaschen. Leider ist aber nicht bekannt, wer sie in der Hand hatte, das sollen Sie herausfinden. Wenn Sie Glück haben, ist der Einbrecher darunter. Sie nehmen also die Flasche und schauen sie genau an. Leichte Fettablagerungen von den Drüsen der Fingerkuppen sind vage zu erkennen. Sie nehmen ein feines schwarzes Pulver, das Ihnen aus dem Kommissariat mitgegeben wurde und pusten es vorsichtig über diese Stellen. Das Pulver bleibt an den Abdrücken hängen. Dann nehmen Sie eine durchsichtige Klebe-Folie und kleben sie darüber, nach ein paar Sekunden ziehen Sie die Folie wieder ab ... und siehe da, die Fingerabdrücke, die sich durch das Pulver abzeichneten, sind auf der Folie.

Nun beginnt die Arbeit des Vergleiches: Mindestens acht identische Stellen müssen Sie finden, um sagen zu können, dieser Fingerabdruck gehört zu einem bestimmten Familienmitglied, das Ihnen den Abdruck mit dem Blaupapier gegeben hat. Einer sollte schließlich übrig bleiben: Der Fingerabdruck des Täters!

Sie kommen stolz mit Ihrem Ergebnis zurück ins Kommissariat und haben Glück, Kommissar Brunner lobt Ihre Arbeit!

Schließlich dürfen Sie mitfeiern, der Hacker-Angriff würde von den Spezialisten der Polizei unschädlich gemacht, die Computer laufen wieder. Allerdings freuen sich zumindest die älteren Mitarbeiter, dass es zumindest mal für zwei Tage auch ohne diese ‚Dinger' ging und der Täter trotzdem gefasst wurde!

Den Fall gab es übrigens tatsächlich in dem Vorort von München, indem ich damals wohnte. Wir waren alle über die Lässigkeit des Täters sehr irritiert. Wichtige Wertsachen brachten wir zu Verwandten. Aber jeder stellte heimlich noch eine Bierflasche mehr in den Kühlschrank, eigentlich um den Täter freundlich zu stimmen, damit er nichts demolierte, wenn er nichts Wertvolles mehr fand. Es kam anders: Der Täter wurde von der Polizei schlafend überrascht, weil er in der Küche eines Hauses ein Bierchen zu viel konsumiert hatte. Er war ein völlig unbeschriebenes Blatt, er hatte einfach eine verrückte Idee verwirklichen wollen.

Der Genetische Fingerabdruck

Stellen wir uns vor, Kommissar Brunner hätte eine Pharmazie-Studentin, nennen wir sie Klara, an Ihrer Stelle bei den Ermittlungen vorgezogen. Klara erklärte nämlich, sie habe gerade ein Seminar mit dem Thema DNA-Sequenzierung gemacht und würde sich sehr freuen, dem Kommissariat zu helfen. Brunner sagt natürlich erfreut zu, die Studentin ist nicht nur hübsch, sondern scheint auch kompetent zu sein. Klara holt als erstes von den Tatorten alle vom Täter ausgetrunkenen Bierflaschen. Sie ist sehr vorsichtig, denn es könnte ja auch eventuell noch Spucke am Rand der Flaschen sein. Sie trägt die Flaschen in die Uni und fragt, ob sie den Übungsraum und die Geräte benutzen darf. Sie bekommt eine Sondererlaubnis, aber der Professor will zumindest zeitweise dabei sein.

Klara weiß, sie muss zuerst die DNA isolieren. Sie hat sehr wenig Material, nur ein wenig eingetrocknete Spucke vom Flaschenhals, aus dem der Täter getrunken hat.

Sie kann nur nicht-codierte DNA verwenden, denn diese hat mehr Veränderungen in den Basen-Bindungen als die codierte DNA. Nicht-codierte DNA sind die Introns, die für die Vererbung keine Bedeutung haben. Vom Seminar sind noch einige Primer vorhanden, die der Professor ihr gerne zur Verfügung stellt.

Primer sind kurze, einsträngige DNA-Stücke, die synthetisch hergestellt werden. Ein Primer beginnt und endet stets mit einer bestimmten der vier Basen. Es wird ein Primer ausgewählt, der mit der Base der zu untersuchenden DNA endet. Diese kleine Überstimmung der ersten Base ist tatsächlich genug, damit er mit der DNA zur Vervielfältigung eine Verbindung eingeht.

In unserem Fall muss die DNA vervielfältigt werden, denn Klara hat trotz sorgfältiger Arbeit zu wenig Material. Dies geschieht durch die Polymerase Chain Reaction, also die PCR, die unser Freund Kary Mullis entdeckt hatte. Damit können so viele Kopien der DNA erstellt werden, wie Klara braucht. Sie könnte das per Hand machen, aber ihr Institut hat ein PCR-Gerät, das ihr diese Arbeit abnimmt.

Dort wird die DNA in einer Zentrifuge isoliert und denaturiert, das heißt auf 94 Grad Celsius erhitzt, damit sich die Bindungen der Basen voneinander lösen. Klara würde nun unter dem Mikroskop keinen DNA Doppelstrang mehr sehen, sondern zwei einzelne Stränge. Mit diesen verbinden sich die Primer. Diese Verbindung kann beliebig verlängert werden, so dass letztlich genug Material zur Analyse zur Verfügung steht.

Nun wird mit einer Pipette ein Restriktionsenzym hinzugefügt. Dieses Restriktionsenzym wirkt wie eine Schere: Es zerschneidet den DNA-Strang immer an der gleichen Stelle, zum Beispiel immer dann, wenn auf ein Adenin ein Guanin folgt. Man kann sich das so vorstellen, als würde in mehreren Sätzen stets das Wort zerschnitten, in dem ein u vor einem n steht: Also u—nd, Verabredu—ng, Biegu—ngen, Gesu-ndheit und so weiter, Sie dürfen diese Liste beliebig fortsetzen. Sie sehen, dass die Wörter keine einheitliche Anzahl von Buchstaben haben. So wird auch die DNA in verschieden lange Stücke zerschnitten. Diese Stücke nennt man STR: **Short-tandem-repeats.**

Nun kommt ein Elektrophorese Gerät zum Einsatz. In dieses wird eine mit einem bestimmten Gel bestrichen Platte eingesetzt, die sogenannte Agarose-Gel-Platte. Agarose ist eine Art Zucker. Das Gerät hat eine Gleichstromspannung, also einen Minus- und einen Pluspolminus. Dies ist für Klara hilfreich, weil die DNA Stücke negativ geladen sind und daher vom Minus-Pol zum Plus-Pol streben. Das Gemisch aus den verschieden langen DNA-Stücken wird in eine dafür vorgesehene ‚Tasche' des Elektrophorese Gerätes gegeben. Die kurzen Stücke werden durch das Gel schneller zum Plus-Pol transportiert als die längeren. So erhält man eine bestimmte Sortierung der

DNA-Banden. Klara nennt das ‚Fragmente mit gleicher Länge'. Die Sortierung der DNA-Banden ergibt ein ganz bestimmtes, typisches Bild, das bei jedem Menschen anders aussieht.

Klara hat nun die weitere Aufgabe herauszufinden, ob dieses gleiche Muster der DNA-Banden auf allen Flaschen-Hälsen zu finden ist. Wenn das so ist, war es stets der gleiche Täter — und sie hat den sogenannten genetischen Fingerabdruck des Täters ermittelt. Soweit unser Fall.

Da bei dem genetischen Fingerabdruck die nicht-codierten Gene, also die Introns, gemessen werden, kann man damit nichts über die Eigenschaften dieses Menschen sagen. Benutzt wird die Methode deshalb überwiegend in der Forensik und bei Vaterschaftstests.

Die Analyse der codierten Gene, der Exons.

Wir erinnern uns an die Enttäuschung der Genforscher beim Sequenzieren des gesamten menschlichen Genoms, weil nur sehr wenige Gen-Abschnitte Erbmaterial tragen und noch weniger gleichzeitig aktiv sind. Die aktiven Genvarianten nennt man den Phänotyp (phäno = griechisch: das, was erscheint).

Ein einfacher Vergleich: Die Exons der DNA sind ein Rezeptbuch für die Erbeigenschaften. Die RNA sind einzelne Rezepte aus dem Buch und die Proteine sind das, was wirklich daraus entsteht, was also aus den Rezepten zubereitet wird. RNA und Proteine sind der Phänotyp.

Nur zwei Prozent des menschlichen Genoms bildet Proteine, für das Erbgut ist also nur ein sehr kleiner Teil des Genoms verantwortlich.

Um eine Million Basen-Paare, wir sprechen auch von einer Megabase, zu sequenzieren, entstanden im Jahr 2001 noch Kosten in Höhe von fünftausend Dollar, heute sind es gerade mal noch fünfzig Cent. Wir verdanken diesen Fortschritt der Gentechnologie, also den vielen Maschinen, die zur schnellen Sequenzierung erfunden wurden.

Die maschinelle Bearbeitung hat nicht nur den Vorteil, dass sie viel billiger ist, als die Handarbeit. Sie ist vor allem keinen Fehlern ausgesetzt, die zum Beispiel durch die Nachlässigkeit eines Laboranten nach sieben Stunden konzentrierter Arbeit entstehen könnte. Die Maschinen sequenzieren heute völlig fehlerfrei, so dass wir uns auf das Ergebnis absolut verlassen können.

An Instituten wird inzwischen auch schon der Phänotyp gemessen. Die Ergebnisse werden als Studienergebnisse gewertet. Ich habe bei einem Institut angefragt, ob man mir ein beliebiges Ergebnis schicken würde, um es hier im Buch zu beschreiben. Schriftlich bekam ich leider gar keine Antwort, telefonisch sagte man mir, das würde 3700 Euro für ein paar Gene von einer Person kosten. Aus dem Ergebnis könne man aber keine Rückschlüsse auf die Gesundheit ziehen. Auch diese Ergebnisse würden erst einmal verwendet, um neue Medikamente zu entwickeln. Die Idee, Menschen gesund zu erhalten, bevor sie Medikamente brauchen, war nicht vorhanden.

Im Laufe der letzten zehn bis zwölf Jahre wurden die Exons, also Genstränge, die Erbgut tragen, in vielen Studien eingehend untersucht. Der größte Teil dieser Studien ist im HUGE (Human Genom) Navigator veröffentlicht und damit der Allgemeinheit im Internet zugänglich.

Diese Studien liefen jedoch nicht systematisch von einer Stelle aus. Jede Uni, jedes Forscher Team, jede Studiengesellschaft untersuchte andere Gene auf die Loci (die Stellen) im Genstrang, die sich durch die drei Varianten WT, HET und MUT weitervererbten, um deren Bedeutung für die menschlichen Eigenschaften herauszufinden.

Die Forscher gaben ‚ihrem' Gen einen Namen und dieser wurde in einem großen Verzeichnis eingetragen. Da es keine Patente oder Sonderrechte gibt, kann dann eine andere Forschungsgesellschaft weitere Studien betreiben.

So wurde zum Beispiel bereits vor mehr als zehn Jahren festgestellt, dass Frauen, die bei dem APOA1 (Apoprotein A1) den ‚Wildtyp' haben, von einer mediterranen Diät nicht profitieren werden. Im Gegenteil, der Cholesterinspiegel dieser Personen wird eher noch höher, wenn sie kein Fleisch essen.

Dennoch schaffte es die Werbung der Raps-, Soja- und Sonnenblumenölindustrie pauschal zu verbreiten, dass ungesättigte Öle gesünder seien als gesättigte.

Die meisten Forschungsgesellschaften versuchen jedoch, Varianten an einem Genort (WT, HET, MUT) zu finden, die bei bestimmten Krankheiten häufiger vorkommen. Diese Studien werden als relevant, also gültig angesehen, wenn bei 60 bis 80 % der Probanden (Teilnehmer) diese Krankheit nachgewiesen wird. Was aber, wenn **SIE** ein solches Ergebnis in die Hand bekommen? Sie glauben nun zu wissen, was Ihnen bevorsteht und werden fortan in Angst und ohne Lebensqualität leben.

Was aber, wenn Sie zu den restlichen 20 bis 40 % der Menschen gehören, von denen die Studien behaupten, dass sie trotz gleicher Genvariante, diese Krankheit eben nicht bekommen? Also wenn sie nicht zu den 60 bis 80 % gehören, die diese

Krankheit bekommen könnten?

Labor-Sprecher sagen, es sei doch besser, auch in diesem Fall vorzubeugen. Besser, Sie sind auf eine Krankheit vorbereitet, die sie nicht haben, als völlig aus heiterem Himmel diese Krankheit zu bekommen. Aber wie wollen Sie sich auf eine Krankheit vorbereiten? Das wird Ihnen wieder nur mit Allgemeinplätzen gesagt. Die Angst nimmt Ihnen keiner aus den Laboren.

Vom ethischen und psychologischen Standpunkt (ich selber, die Autorin, bin Psychoanalytikerin und weiß deshalb, wovon ich schreibe) ist es für die Gesundheit besser, diese ohnehin nur vagen Krankheitsrisiken **nicht** zu wissen. Besser ist es stattdessen, Ihr Leben den Genvarianten entsprechend einzurichten. Damit werden Sie den größten persönlichen, gesundheitlichen Profit erzielen.

Wenn Sie zu dem Thema der Ängste auf Grund von Laborergebnissen mehr wissen wollen (und genügend englisch verstehen), sollten Sie das Buch vom Leiter des Human Genom Projects, Sir Francis Collins, lesen: „DNA, The Language of Life – DNA, die Sprache des Lebens". Dieses Buch gibt es auch als E-Book.

In der Einleitung berichtet er über die unnötigen Ängste, die zum Beispiel Internet-Genanalysen auslösen. Dieses hat er am eigenen Leibe erfahren und einige Ängste ausgestanden. Im Hauptteil des Buches schildert er jedoch Ausnahmen von frühkindlichen Erbkrankheiten, die man bei rechtzeitiger Kenntnis um ein paar Jahre hinausschieben kann. Dazu gehören allerdings keine sogenannten Wohlstands-Krankheiten wie Diabetes, Bluthochdruck und ein zu hoher Cholesterin-Spiegel, auch nicht durch Umwelt und den Lebensstil erworbener

Krebs oder das frühe Auftreten von Alzheimer, Depressionen und Burn-Out.

Aber zurück zur Gentechnologie. Wir können heute für wenige hundert Euro die Rohdaten für eine Lebensstilanalyse von einem Labor ermitteln lassen. Um die Ergebnisse umzusetzen und Nutzen daraus zu ziehen, müssen diese dann aber von dazu befähigten Fachleuten dem derzeitigen Lebensstil und den Möglichkeiten zur Veränderung angepasst werden: Ein Manager, der viel reist und in Hotels unterwegs ist, wird in der Regel nicht selber für sich kochen können! Eine Hausfrau in einer kleinen Stadtwohnung kann eventuell keinen Gefrierschrank in ihrer winzigen Küche unterbringen und im Keller fehlt der Stromanschluss. Vielleicht sollten auch bei Sportlern mit Entzündungsgefahr bestimmte Nahrungsergänzungsmitteln vor besonderen Wettkämpfen eingenommen werden, um das Immunsystem zu stärken.

Der persönliche ärztliche Bericht wird von einem Arzt für jeden Patienten individuell erstellt, dies ist allerdings mit einem hohen Zeitaufwand verbunden. Trotzdem kostet eine komplette Lebensstil-Genanalyse einschließlich der Probenentnahme und den Laborergebnissen, vollständiger Auswertung, Vorschlägen für eine typgerechte Ernährung und für eventuelle Nahrungsergänzungsmittel, dem Druck und Versand nach heutigem Stand immer noch weniger als ein mittelstarker Raucher in drei Monaten für seine Zigaretten ausgibt. Eine relativ kleine Kapitalanlage, die aber Ihr Leben entscheidend verbessern und verlängern kann. Rechnen Sie einmal die Kosten dagegen, die Sie durch Arztbesuche, Arbeitsausfall und Medikamente vermeiden können.

Natürlich werden auch allgemeine Rezeptvorschläge zu den Genvarianten in der Lebensstil-Genanalyse genannt, denn auch der Manager ist ja am Wochenende zu Hause bei seiner Familie und seine Frau wird für ihn kochen. Die Hausfrau mit zwei Kindern kann sich bei der Hausverwaltung erkundigen, ob sie einen Stromanschluss für den Gefrierschrank in den Keller legen darf, der zum Sicherungskasten ihrer Wohnung führt. Das ist wenig Aufwand für einen Elektriker, da im Keller die Leitungen auf Putz gelegt werden können.

Ich habe in München in fünf und sechs Stockwerk hohen Häusern gewohnt, der Stromanschluss wurde mir sowohl im Keller der Praxis als auch in der Wohnung genehmigt. Die Einsparnisse beim Einkauf auf dem Land von Bio-Fleisch sind groß und gleichen die einmalige Ausgabe für den Gefrierschrank und die Stromkosten schnell wieder aus.

Wie Sie sehen, können Vorschläge eine persönliche Auswertung Ihrer nicht in allgemeinen Computer- Interpretationen, die ja allgemein für jeden Menschen gelten sollen, entwickelt werden. Jeder ‚Fall' ist ein bisschen anders, bedarf der individuellen Auswertung und gemeinsamer Kreativität.

Kapitel 7
Die Lebensstil-Genanalyse: Wir messen, was für Sie gesund ist

„Keine Auffälligkeiten im Snip" – Die persönliche Lebensstil-Genanalyse – So werden Sie alt und bleiben gesund – Für Ihr Leben geschrieben: Das Genolife®-Buch

„Eine Genanalyse? Nein, ich will gar nicht wissen, was für Krankheiten auf mich zu kommen!" So reagieren viele Menschen!

Meine eigene Geschichte überzeugt sie dann, dass sie in einer Lebensstil-Genanalyse nichts von Krankheiten erfahren, aber sehr viel über ihre Gesundheit!

Als ich vor etwa zehn Jahren auf einem Kongress meine eigene Genanalyse ‚bestellte', war das noch eine Rarität und wurde dort von Laboren nur für Ärzte angeboten. Allerdings sollten wir animiert werden, bei unseren Klienten eine Analyse machen zu lassen. Wir zahlten damals etwa 1500 Euro - pro Analyse! Das Ergebnis war ein Computer-Ausdruck, der in verschiedene Krankheits-Kategorien, wie Herz-Kreislauferkrankungen, verschiedene Tumor-Gefährdungen, Nervenkrankheiten wie Depressionen, Alzheimer und so weiter gegliedert war.

Eigentlich wurden nur die **s**ingle **n**ucleotide **p**olymorphismes (SNP) beschrieben. Der deutsche Begriff Einzelnukleotid-Polymorphismus ist allerdings nicht weniger sperrig. Sie müssen sich das Wort auch nicht merken, denn im Laborjargon wird nur von dem „Snip" (SNP) gesprochen. Es geht dabei um die vorhandenen Krankheitsgefährdungen.

Bei den schützenden Genvarianten stand nur sehr unscheinbar „keine Auffälligkeiten im SNP" in meinem Bericht. Pro Krankheit waren es etwa zehn oder zwölf Gene mit jeweils drei Varianten, eine davon war der im Labor als SNP, also als Gefährdung gewertet wurde. Der Ausdruck jedes Gens nahm etwa eine komplette DIN A 4 Seite ein und die allgemeine Erklärung war vor lauter lateinischen und labortechnischen Ausdrücken kaum zu verstehen. Der SNP war auf etwa einer halben Seite beschrieben, brauchte also weniger als die Hälfte des Platzes.

Unten in einem Kästchen wurde in einem Satz erwähnt, was man gegen das Risiko der Krankheiten, die durch den SNP hätte entstehen können, tun könnte. Zum Beispiel: „Alkohol verstärkt das Risiko", „Bewegungsmangel fördert die Erkrankung" oder „bei adipösen (dicken) Patienten wirkt sich der SNP stärker aus".

Ich war über mein persönliches Ergebnis so erschrocken, dass ich meinen mathematisch versierten Sohn bat, mir Krankheitsstatistiken anzufertigen. Es war unglaublich, was er mir aufzeichnete! Ich hatte jede Menge Krankheits-Aussichten, so klang es jedenfalls.

Möglicherweise ist heute noch das Vorurteil von damals bei vielen Klienten geblieben: „Das will ich gar nicht wissen"! Womit sie Recht haben!

Mein Sohn Philipp betrachtete den Inhalt zum Glück als wissenschaftliches Ergebnis und nicht so persönlich wie ich. Da seine Freundin Biologie studierte, hatte er mit ihr recherchiert: Die Erforschung der SNPs und ihrer Auswirkungen waren Laborergebnisse, um neue Medikamente zu entwickeln. Sie waren nicht für den neugierigen Kunden gedacht. Aber irgendein Labor-Manager glaubte, damit Geld machen zu können. Phillip tröstete mich damit, dass diese Wissenschaftler im Labor arbeiten und keinen Kundenkontakt hatten. Möglicherweise überschätzten sie auch die Distanz, die ein Arzt zum eigenen Ergebnis aufbringen könne. Er entdeckte auch einen Satz, der ihn sehr amüsierte: „Sie haben keine Veranlagung, Prostatakrebs zu bekommen!"

Das war bei dem Preis doch ein starkes Stück! Natürlich kann ich als Frau keinen Prostata Krebs bekommen!

Das Labor entschuldigte sich. Einer der Leiter des Labors rief mich an. Er war Universitätsprofessor. Er bot mir an, eine Ausbildung für Ärzte in Genetik zu machen, damit ich mir selbst ein Bild machen könnte. Ich stimmte zu und wurde zunehmend begeisterter, was alles mit Hilfe der Genetik herausgefunden werden konnte. Die Krankheits-Gen-Varianten waren ja nur ein Aspekt, um bessere Medikamente zu entwickeln.

Ein ganz anderer Aspekt war, herauszufinden, wie man sich gesund erhalten kann. Mit Hilfe einer Lebensstil-Genanalyse kann man herausfinden, wie man die Wohlstands- und Zivilisations-Krankheiten verhindern kann. So begann ich etwa 2006 die Ergebnisse für meine Klienten aufzubereiten. Ich entwickelte ein Computerprogramm, das Schritt für Schritt auf den Studien aufgebaut war. Diese Software wird von mir auch heute noch alle drei Monate nach den Erkenntnissen der neuesten Studien überarbeitet und verbessert.

Dies war inhaltlich für mich selbst eine Stütze. Für den Kunden bedeuten die Auswertungen heute allgemeine Hinweise zu seinen Genvarianten. Diese sollten so gut wie möglich in sein Leben eingebaut werden.

Wenn ich die Genvarianten des Kunden kenne, vergleiche

ich diese mit seinem jetzigen Lebensstil. Dies ist ein wichtiger Teil des individuellen Berichts, den wir für jeden Klienten erstellen, wir nennen es auch das Genolife®-Buch.

Jeder Klient hat andere Möglichkeiten. Sie erinnern sich: Der Manager kann unterwegs nicht selbst kochen, die Hausfrau in der Großstadt hat eventuell keinen Platz für einen Gefrierschrank.

Dieser Bericht wird mit dem Klienten besprochen, denn er hat ja mehr Ideen für sich, als ich sie haben kann. Er kennt die Möglichkeiten und seine Präferenzen. Er weiß, was er anpassen und woran er, aus welchen Gründen auch immer, festhalten möchte.

Immer wieder kam der Vorschlag, den persönlichen, medizinischen Bericht wegzulassen, weil ohne diese Arbeitsleistung das Genolife®-Buch preisgünstiger anzubieten wäre. Verschiedene andere Labore machen das so und sind daher manchmal preisgünstiger. Aber das wäre nur sinnvoll, wenn der Klient selbst, vielleicht gemeinsam mit einem Ernährungsberater oder einem Trainer, die Ideen entwickelte, um seinen individuellen gen-angepassten Lebensstil entsprechend seiner besonderen Lebenssituation umzusetzen.

Wie wird die Lebensstil-Genanalyse vorbereitet?

In den meisten Fällen erhalten die Mitarbeiter von Genolife® einen Anruf oder eine E-Mail, mit der wichtigen Aussage: „Ich will abnehmen“, „Ich fühle mich seit ein paar Monaten so müde“ oder auch einfach: „Ich bin gesund und möchte es bleiben!“.

Darauf entwickeln wir eine Idee, welche Art der Lebensstil-Analyse wir machen und welche Gene wir untersuchen sollten. Wir teilen mit, was sie kostet und wie lange es etwa dauert.

Zusätzlich senden wir dem Kunden einen Anamnese-Fragebogen, in dem seine Ernährungsgewohnheiten, die körperliche Bewegung und vor allem noch einmal die Motivation, warum eine Lebensstil-Veränderung gewünscht wird, abgefragt werden. Diese Motivation ist wichtig und sollte dem Kunden nochmals bewusst gemacht werden. Sie entscheidet über den Drive, die Anschubkraft bei der Umsetzung und damit auch den Erfolg.

Außerdem senden wir drei Wattestäbchen. Diese müssen mit Speichel getränkt werden, dann etwa ein bis zwei Stunden gut trocknen und mit dem ausgefüllten Fragebogen an Genolife® zurückgesandt werden.

Was wird gemessen und interpretiert?

Nachdem wir den Lebensstil des Klienten aus den Telefonaten oder auch dem persönlichen Gespräch und dem Anamnesefragebogen erfahren haben, suchen wir der Motivation entsprechend, sechs bis zehn für den persönlichen Lebensstil relevante Gene heraus. Diese Informationen werden dem Labor mit den Wattestäbchen und einer Chiffre übermittelt. Dort werden nun genau aus diesen wichtigen Genen die speziellen Genvarianten des Kunden analysiert. Genolife® bekommt nach etwa zwei bis vier Wochen das Ergebnis zugesandt. Wir arbeiten hier nur mit staatlich überprüften Laboren zusammen. Die Ergebnisse sind zu hundert Prozent sicher und werden maschinell untersucht, so dass Fehler im Labor nahezu ausgeschlossen sind.

Den Bedeutungen der Genvarianten, die wir in unserem Programm verwenden, liegen statistisch relevante Studien zu Grunde, die mit mehr als 800 gesunden Teilnehmern und einer Kontroll-Gruppe durchgeführt wurden. In Europa wird berücksichtigt, dass es sich um Studien von kaukasischer, also weißer Bevölkerung handelt. Für asiatische Kunden gibt es eigene Studien, die sehr häufig in Japan oder China von Universitäten gemacht werden.

Die Ergebnisse der Genvarianten des einzelnen Klienten, die wir vom Labor bekommen, werden von Genolife® Mitarbeitern sorgfältig geprüft und in das Computerprogramm eingegeben. Die nicht zutreffenden Varianten werden herausgefiltert. So entsteht ein Ergebnis individuell für diesen Kunden.

Diese allgemeinen Ratschläge zum gesunden Lebensstil werden nun von einem Arzt mit den Lebensumständen verglichen, die der Kunde uns berichtet hat. Wir verfassen einen medizinischen Bericht darüber, welche Veränderungsmöglichkeiten wir sehen. Zu diesem Bericht wird ein Vorschlag gemacht, welche Nahrungsergänzungsmittel verwendet werden sollten, falls die Ernährungsumstellung nicht gleich alles abdeckt. Auch bei Sportlern mit hohem Entzündungspotential sind manchmal vor Wettkämpfen Nahrungsergänzungsmittel notwendig.

Ein Vorschlag für einen idealen, gleichmäßigen Tagesablauf wird als Graphik hinzugefügt. Dieser Vorschlag wird aber bedingt durch den Beruf oder das Privatleben oft nicht realisiert werden können. Zum Beispiel muss die Mutter nachts aufstehen, um ihr schreiendes Baby zu stillen oder zu trösten. Das kann sie für ein paar Monate eventuell nicht ändern. Sie sollte also tagsüber Ruhe und einen Ausgleich finden.

Der Manager jedoch, der durch Überarbeitung und ständigen Jetlag schon gesundheitliche Beschwerden hat, sollte überlegen, ob er sich nicht beruflich verändern sollte, um gesund zu bleiben. Denn früher oder später verliert er durch Krankheit doch einen Teil seiner Arbeitskraft.

Alle Unterlagen, auch die allgemeinen Programmdaten, werden von uns zusammengefasst. Dies stellt das Genolife®-Buch dar. Wir legen dem Kunden auch einen Vordruck für eigene Aufzeichnungen bei, um ein Ernährungs- und Aktivitäts-Protokoll zu erstellen. Dies wird uns zeigen, was dem Klienten möglich war und ausgeführt werden konnte. Aktiver Mail-Kontakt mit den Genolife Mitarbeitern in den nächsten drei Monaten motiviert den Kunden, die Vorschläge umzusetzen.

Zusammenfassend eine Themenauswahl, zu denen wir Daten erheben können:

- Lebensstil-Daten: Ernährung, Bewegung, Entzündungsbereitschaft, Gesundes Altern
- Gewichtsmanagement: Gewichtsregulierung, Hungergefühle, Hormone, Verträglichkeit von Kohlehydraten
- Die Lebens-Kraft: Stress-Bewältigung, sexuelle Kapazität, Selbst-Bewusstsein, Durchsetzungsvermögen
- Management des eigenen Lebens: Ängstlichkeit, depressive Neigung, Aufbau von Glücksgefühlen, Durchsetzungsvermögen
- Schönheit und Anti-Aging: Haut- und Knochenbeschaffenheit, Entgiftung
- Umweltgifte: Rauchen, Autoabgase, Großstadt Giftbelastung, Luftverpestung, Entgiftungskapazität
- Besondere Ernährungsbedingungen: Verträglichkeit von Kaffee, Milch, Fleisch und Fetten.

Auf besonderen Wunsch können auch noch andere Themen im Mittelpunkt stehen, dies wird von Fall zu Fall entschieden.

Kapitel 8
Was können wir selbst tun?

„Gesund ist, wofür keine Werbung gemacht wird" – Fleisch, Eier, Milch und Getreide: Dürfen Sie oder müssen Sie sogar? - Ein Jäger und eine Farmerin – Auf Ängstlichkeit und Schutzbedürfnis reagieren

Die Epigenetik, unsere Macht!

Haben wir noch Zeit für eine individuelle, gesunde Ernährung? Haben wir noch Lust, uns über die Flut der Werbung zu diesem Thema Gedanken zu machen?

Die Mitte bis Ende des 20. Jahrhunderts in Amerika berühmte Ernährungsberaterin Adelle Davis (1914 bis 1994) wurde im amerikanischen Fernsehen am Anfang einer ihrer Sendungen gefragt: „Was ist, über den Daumen gepeilt, für Sie gesunde Ernährung?" Ihre Antwort war ziemlich klar: „Alles, wofür **keine** Werbung gemacht wird!".

Sally Fallon, die Autorin des 1998 in erschienenen Buches "Nourishing Traditions" hörte dies im Hintergrund des Senderaums und berichtete später, dass dieser Satz vor der Ausstrahlung der Sendung herausgeschnitten wurde!

Adelle Davis, Sally Fallon und einige weitere Ernährungswissenschaftler starteten eine Kampagne gegen den Verbrauch von Soja- und Rapsöl, denn Laboruntersuchungen und die Statistiken ergaben, wie gesundheitsschädlich diese raffinierten Öle tatsächlich für die Bevölkerung sind. Die Herzkreislauferkrankungen und die Degeneration der Knochen, ja sogar die Impotenz von jungen Paaren waren in den zehn Jahren, in denen die Werbung von Raps- und Sojaöl lief, um ein Vielfaches gestiegen. Von den werbenden Firmen wurden diese Ergebnisse natürlich anderen Ursachen zugeschrieben. Auch nach Europa schwappte diese Werbung langsam herüber. Die immens steigende Zahl von Herzinfarkten bei Frauen wurde dem Stress im Beruf, jedoch nicht der falschen Ernährung zugeschrieben.

Weston Price, ein amerikanischer Zahnarzt und späterer Mitstreiter von Sally Fallon, war Mitte des 20. Jahrhunderts erschrocken, als er feststellte, dass immer mehr Menschen an Karies litten. Er machte sich auf, um Naturvölker mit guten Zähnen und gesunden Knochen zu finden. Er fand sie überall in der Welt, von Neuseeland bis Island. Immer waren dies isolierte kleine Völker, die sich durch eigenen Anbau ernährten: Milch kam direkt von der Kuh und wurde zu Sauerrahm oder Dickmilch verarbeitet, wenn sie ein paar Tage alt war. Butter enthält Vitamin A und Vitamin D. Sie waren viel an der frischen Luft, was zusätzliches Vitamin D bedeutete.

Rindfleisch kam von eigenen Rindern von der Weide, dadurch wurde der Bedarf an L-Carnitin und B-Vitaminen gedeckt. Getreidemühlen gab es nicht, stattdessen wurde das Getreide vor dem Backen oder Kochen eine Nacht lang eingeweicht, also gekeimt, dann gepresst und zu Gerichten verarbeitet. Dadurch blieb alles erhalten, was das Korn im Keim zu bieten hat, wie zum Beispiel die Vitamin C und E. Er beschreibt dies in seinem Buch „Nutrition and Physical Degeneration – Ernährung und körperliche Degeneration".

Da Sally Fallons Buch bis 2001 über 45000-mal verkauft wurde und zuvor Adelle Davis in vielen amerikanischen Fernsehsendungen der Mittelpunkt war, gewann die Kampagne an

Bedeutung. Allerdings behielt die amerikanische Gesundheitsbehörde, die der Industrie verpflichtet war, die Macht. In Minnesota wurden zum Beispiel Milchprodukte in bestimmten Verpackungsformen von der Regierung verboten, um deren Absatz zu behindern und damit die Soja- und Raps-Industrie zu fördern.

Europa war, wie wir bereits gelesen haben, zu dieser Zeit mit dem Traum beschäftigt, durch die Entschlüsselung der menschlichen Gene die ‚wahre' Gesundheit zu entdecken. Daher wurden bei uns diese Kämpfe gegen die Macht der amerikanischen Soja- und Rapsöl Industrie kaum veröffentlicht.

Eigentlich kam bei uns ja nur das Ergebnis der Werbung an: Mehrfach ungesättigte Fettsäuren wie Rapsöl und Sojaöl seien gesund und würden den Cholesterinspiegel erniedrigen. Und wenn das nicht eintrat, was oft der Fall war, wurden oder werden immer noch Medikamente mit sehr starken Nebenwirkungen verschrieben: Die Statine, die im allgemeinen Sprachgebrauch Cholesterinsyntheseenzymhemmer (CSE-Hemmer) genannt werden.

Die wichtigsten Erkenntnisse zu den Lebensmitteln, die bisher molekularbiologisch und durch epidemiologische Untersuchungen bewiesen wurden:

1. Fette

Der oberste Grundsatz mag Sie in Erstaunen versetzen. Er lautet: **Fett ist gesund!** Dies gilt allerdings nur für alle natürlich belassenen, gesättigten Fettsäuren wie zum Beispiel Bio-Butter, Schweineschmalz, Rinderfett und Bratenfleisch vom Bio-Bauern und besonders für die gesättigte Fettsäure des Kokosöls.

Kokosöl kann beim Ernten und Erhitzen keine Giftstoffe ansetzen, weil die Kohlenstoffverbindungen gesättigt sind. Sie verhindern nachweislich mit ihren mittelkettigen Fettsäuren Entzündungen und Herzkreislauferkrankungen.

Olivenöl dagegen ist eine monogesättigte Fettsäure. Sie bleibt gesund, solange sie nicht erhitzt wird, auch wenn die Olivenöl-Industrie sie zum Kochen und Braten empfiehlt. Frisches, selbst geerntetes und gepresstes Olivenöl, wie es die Süditaliener in der Küche verwenden, kann auch zum Beispiel zum Zubereiten von Tomatensoße leicht erhitzt werden. Das Öl ist ja nicht durch monatelange Erntevorgänge und Lagerung verdorben. Die italienische Mama braucht den ganzen Vormittag, um das Essen für die Familie vorzubereiten, daher kann die Tomatensoße ganz langsam auf kleiner, also bei maximal 90 Grad, Hitze garen. Für uns heißt es aber: Olivenöl sollte von guten Firmen kommen, kaltgepresst sein und nicht zu lange gelagert werden. Zum Braten oder Kochen ist es nicht geeignet.

Omega-3-Öl ist ebenfalls gesund. Allerdings hat es den Nachteil schnell zu verderben und es sollte niemals das stark entzündungsfördernde Omega-6 Öl enthalten. Auch Omega-3-Öl darf nicht erhitzt werden.

Ungesund dagegen sind alle erhitzten, raffinierten Fette aus Pflanzen-Samen, wie Sojaöl, Rapsöl, Sonnenblumenöl und Sesamöl. Diese sind auch oft in den sogenannten Speiseölen enthalten und Sie sollten sie aus der Küche entsorgen. Sie sind auch nicht für Salate verwendbar. Die Früchte und Kerne werden ohne Kühlung gepresst, transportiert und sind oft schon ranzig, wenn sie in die Flasche kommen. Chemische Geschmacksstoffe werden eingesetzt, um den ranzigen Geschmack zu verdecken. Danach stehen die Flaschen ungekühlt viele Wochen in Lagern herum und kommen später in die Regale von Supermärkten.

2. Fleisch

Fleisch ist gesund! Der genetische Jäger-Typ sollte Fleisch aus artgerechter Haltung täglich auf dem Speiseplan haben. Die Tiere sollten im Freien auf der Weide aufwachsen, Gras fressen und artgerecht geschlachtet werden. Auf alle Fälle sollte mindestens drei Mal in der Woche rotes Fleisch, also Lamm, Rind oder Wild dabei sein. Der Energiehaushalt des Körpers braucht das L-Carnitin, den Botenstoff, der es ermöglicht, dass die Zelle beziehungsweise die Mitochondrien in den Zellen Energie erzeugen.

In jedem Haushalt sollte einmal pro Woche **Fleischbrühe** aus Knochen und fettdurchwachsenem Rind-Fleisch gekocht werden. Die Fleischbrühe ist ein mit allen im Fleisch enthaltenen Vitaminen und Mineralstoffen geeigneter täglicher Zusatz zu Soßen. Bei großem Zeitmangel kann man Hühner- oder Rinderbrühe auch getrocknet im Reformhaus kaufen. Fleischbrühe ist mit einer Gemüse-Einlage als Suppe ein schnelles, gesundes Gericht für den Haushalt von Berufstätigen.

Fleisch wird im Allgemeinen als ungesund verteufelt. Dies geschieht insofern mit Recht, weil wir ohne eigene Initiative im Supermarkt nur noch Fleisch aus Stallzucht bekommen. Dieses Fleisch ist tatsächlich ungesund, denn es enthält Antibiotika, Wachstumshormone und Adrenalin und es mangelt ihm durch die fehlende Bewegung der Tiere an Testosteron und Omega-3-Fetten.

Vorsicht sollte auch bei Fleisch von argentinischen Rindern gelten. Sie laufen zwar auf der Weide herum, werden aber, um schneller mehr Fleisch zu bringen, mit Wachstums-Hormonen geimpft, die der Verbraucher dann im Fleisch mitisst und die dauerhaft, besonders bei Hormonmangel ab 50 Jahren, zu Erkrankungen führen können.

3. Eier

Eier von freilaufenden Hühnern, sind ein guter Fleischersatz, wenn vorübergehend kein Bio-Fleisch zur Verfügung steht. Das Eigelb enthält fast alle Vitamine außer L-Carnitin. Das könnte in geringen Mengen zeitweise durch getrocknete Steinpilze ersetzt werden. Diese enthalten etwa 20 % so viel L-Carnitin wie die gleiche Gewichtsmenge Lammfleisch. Dass heißt, Sie müssten ein Kilogramm getrocknete Steinpilze essen, um die gleiche Menge Carnitin zu sich zu nehmen wie bei 200 Gramm Fleisch. Davon ist jedoch abzuraten, weil die Stiftung Warentest getrocknete Steinpilze getestet hat. Die Cäsium-Belastung durch Tschernobyl ist nur in frischen Steinpilzen vorhanden, getrocknete kommen aus China. Diese enthalten allerdings Nikotin, weil sie zusammen mit Tabak angebaut werden. Nur etwa 20 Gramm, getrocknet gewogen, sollten pro Tag verzehrt werden.

4. Milch und Milchprodukte

Milch ist erst seit der Sesshaftigkeit der Farmer, die vor rund 10.000 Jahren begann, Bestandteil der menschlichen Nahrungskette. Daher haben nur etwa 50 % aller Europäer und weißen Amerikaner die genetische Möglichkeit, Milch überhaupt zu verwerten.

Für die andere Hälfte der Menschen ist Milch schlichtweg gefährlich, besonders weil sie inzwischen in den Supermärkten im Überfluss vorhanden ist und die Milchindustrie den Verbrauch durch geschickte Werbung beeinflusst. Statistiken belegen, das Alzheimer heute um zehn Jahre früher ausbricht, als vor der Milchschwemme in den Supermärkten.

In einer aktuellen Wirtschaftszeitung (Handelsblatt 28.06.2015, Seite 54 bis 58) wird auf mehreren Seiten über die steigende Anzahl von Alzheimererkrankungen und deren Kosten für die Gesellschaft berichtet und mit Statistiken belegt. Zwei weitere Seiten nimmt ein Interview mit einer Betroffenen ein, die einen Alzheimerkranken Promi-Vater versorgt. Allerdings wird mit keinem Wort darüber gesprochen, wie und warum die Krankheit heute so häufig vorkommt und wie man sie rechtzeitig vermeiden oder wenigstens ver schieben könnte. Offensichtlich haben wir uns mit dieser Krankheit abgefunden.

Leichte Depressionen werden bei Menschen ab einem Alter von etwa fünfzig Jahren auf die Wechseljahre geschoben. Dies stimmt insofern, weil Milch bei denen, die sie genetisch nicht vertragen, die Hormone senkt, also die Wechseljahre früher und heftiger eintreten lässt. In Asien ist der Prozentsatz der Milchunverträglichkeit noch wesentlich höher, er liegt nämlich bei etwa 80 %. In dem Gen LTC erkennt man, dass der Klient eine bestimmte Mutation hat - die extreme Milchunverträglichkeit.

Dagegen ist Milch für Menschen mit entsprechenden anderen Genvarianten durchaus gesund. Dabei ist jedoch zu beachten, dass nur rohe Milch direkt vom Bauern von artgerecht gehaltenen Kühen verwendet werden sollte. Im Bioladen wird diese als Vorzugsmilch angeboten, die allerdings nur in speziell hierfür zertifizierten landwirtschaftlichen Betrieben produziert werden darf. Sie ist bei normaler Witterung nur drei Tage haltbar.

Joghurt sollte aus roher Milch, ohne chemische Härtungsmittel, hergestellt werden. Beachten Sie das Etikett, dort sollte das draufstehen.

Auch der Käse, den Sie essen, sollte aus Milch von artgerecht gehaltenen Kühen hergestellt worden sein.

Geklärte Butter, auch Ghee genannt, ist eine weitere Alternative. Sie wird in der indischen Küche traditionell zum Kochen verwendet. Ghee ist Butter, die bei geringer Wärme im Topf ausgeflockt hat. Die grau-weißen Bestandteile setzen sich ab, oben bleibt eine klare Flüssigkeit. Diese kann durch einen Papierfilter geschüttet werden. Der klare Auszug eignet sich auch zum Braten, nur die grau-weißen Bestandteile sollten entsorgt werden. Eilige können Ghee auch im Internet bestellen.

Ungesund ist dagegen pasteurisierte und chemisch haltbar gemachte Milch von Stallzucht-Kühen. Das heißt, die gesamte Milch, die aus dem Supermarkt kommt, sollten Sie nicht trinken! Auch pasteurisierte Bio-Milch hat entgegen den Aussagen der Werbung durch das Erhitzen einen wesentlichen Teil ihrer

Vitamine eingebüßt. Dass heißt, sie ist gesundheitlich wertlos. Auch das leugnet die Milchindustrie, ohne dafür belangt zu werden.

5. Getreide

Getreide wurde für die sesshaften Farmer vor etwa 10.000 bis 7.000 Jahren zum Grundnahrungsmittel. In seiner ursprünglichen Form und im gekeimten Zustand enthält Getreide B-Vitamine und unterstützt im Darm die Auswertung vieler lebenswichtiger Mineralien wie zum Beispiel Zink.

Getreide wurde gewässert, das heißt es wurde gekeimt oder in Salzlake fermentiert, um es haltbar zu machen. Bevor es Möglichkeiten gab, aus Getreide Brot zu backen, verzehrte man es als Suppe oder Getränk. Dies kennen wir noch immer als Porridge oder Polenta.

Heute verwenden wir verschiedene Getreide-Sorten als Backgrundlage für Brot oder als Beilagen zu den Mahlzeiten. Dabei ist zu beachten, dass raffiniertes Mehl keine Vitamine mehr enthält. Weißes Mehl erhöht den Blutzuckerspiegel und ist daher ungesund.

In Italien und Südfrankreich bilden Beilagen aus Getreide, wie Nudeln zum Fleisch, zwei verschiedene Gänge bei einer Mahlzeit. Allerdings sind die Nudeln sicher mit weißem Mehl hergestellt. Die Trennung des Verzehrs von Kohlehydraten und Fleisch ist eine Erinnerung daran, dass es wesentlich gesünder ist, Getreide als gesonderte Mahlzeit zu sich zu nehmen und nicht gemeinsam mit Fleisch. Besser wäre es allerdings, dies würde nicht mit einem Zeitabstand von nur zwanzig Minuten zwischen den Gängen geschehen, sondern nach etwa vier Stunden.

Bio-Bäcker müssen die Inhaltsstoffe ihrer Backwaren anzeigen. Es gibt vereinzelte Bäcker, die backen noch mit gekeimten und gepressten Körnern, ohne Zusatzstoffe. Ihre Adressen findet man im Internet. Teilweise werden diese Backwaren auch in Bio-Läden verkauft. Wählen Sie alte Kornsorten wie zum Beispiel Dinkel. Weiterhin können Sie als Beilage selbst gekeimtes, natürliches Getreide verwenden.

Zu den Backwaren werden auch die abgepackten Frühstücksmüsli gezählt. Im weitesten Sinn kann man auch Fertig-Pizza dazu rechnen. Beide Waren haben einen hohen Anteil an Transfetten. Die Müsli, weil einige Produkte wie Cornflakes, Ricecrispies und so weiter vorher in Soja- oder Rapsöl geröstet wurden; die Pizza, weil sie wie viele Fertigprodukte mit Raps- oder Sojaöl zubereitet wurde. Diese Öle sind kostengünstig, aber sie fördern Entzündungen.

Backwaren in Supermärkten werden seit ein paar Jahren mit **Enzymen** versetzt. Diese müssen gesetzlich nicht angezeigt werden. Angeblich, so die Werbung, sei deren Wirkung medizinisch noch nicht bekannt. Schon Sally Fallon schreibt 2001, dass Nahrung, der chemische Enzyme zugeführt wird, die Energie herabsetzt. Die Zufuhr von chemischen Enzymen bewirkt offensichtlich den Abfall der Produktion von natürlichen Enzymen im Körper.

Dr. Edward Howell, einer der ersten Enzym-Forscher, schreibt in seinem 1995 erschienenem Buch „Enzyme Nutrition, The Food Enzyme Concept“, dass der menschliche Körper Enzyme zur Verdauung benötigt. Allerdings braucht er keine Enzyme aus raffinierten, pasteurisierten oder gekochten Nahrungsmitteln, die chemisch hergestellt wurden. Diese Enzyme sind nach dem Erhitzen schwer nachzuweisen. Der

Darm, beziehungsweise die Verdauung, arbeitet nur, wenn die Nahrung natürliche Enzyme erhält. Ohne die richtigen Enzyme wird man nach dem Essen müde, weil der Körper zu viel Kraft zur Verdauung braucht.

Besonders in den Billig-Backshops enthalten die Backwaren zudem oft Geschmacksverstärker und können sogar bis zu 90 % aus chemischen Stoffen bestehen.

Kleine Bäcker verwenden zum Teil in Fabriken hergestellte und mit Enzymen und Geschmacksverstärkern hergestellte Backmischungen, um dem Preis, der Vielfalt und der rund um die Uhr geforderten Frische der großen Backshops standzuhalten.

Für genetische Jäger-Typen ist Getreide ungesund. Die Jäger aßen Fleisch, ihre Frauen sammelten Beeren und genießbare Blätter. Getreide war unbekannt.

Für die Menschen, die auch andere Genvarianten als die der Jäger haben, könnte Getreide verwertbar sein. Es sollte jedoch noch strenger als bei den reinen Farmer-Typen getrennt vom Fleisch verzehrt werden.

5. Obst, Gemüse, Salat und frische Kräuter

Gesund ist alles, was kurze Wege zum Verbraucher hat und saisonbedingt gerade frisch aus der Region kommt. Es sollte nicht gespritzt sein, also vom Bio-Bauern stammen. Etwa zwei Tage bleiben im Kühlschrank die Vitamine erhalten, allerdings nur, wenn die Waren nicht schon im Geschäft gelagert waren.

Gemüse kann blanchiert werden, es wird geputzt und für ein paar Minuten in kochendes Wasser getaucht, dann bleiben die Vitamine vier Tage im Kühlschrank erhalten. Oder es kann vakuumiert und eingefroren werden und steht damit portionsweise längere Zeit zur Verfügung.

Obst aus fernen Ländern sollte eine dicke Schale haben. Empfehlenswert sind zum Beispiel Ananas, Melone, Banane, Papaya und Avokado. Wenn möglich sollte es ungespritzt sein und aus biologischem Anbau stammen.

Tipp: Heidelbeeren (Blaubeeren) haben die meisten Vitamine, und diese können sogar noch besser vom Körper verwertet werden, wenn sie eingefroren waren. Ich friere sie regelmäßig in kleinen Portionen für mein Frühstücks-Müsli ein. Das Rezept finden Sie weiter unten als Power-Frühstück. Direkt bei Bio-Beerenbauern gibt es sie lose und wesentlich billiger als im Reformhaus.

Ungesund dagegen ist alles, was gespritzt und im Supermarkt-Lager zum Haltbarmachen oder zur besseren Präsentation in Folien und Plastik verpackt wurde. Viele neue Sorten sind länger haltbar, haben aber nicht den gleichen Vitamingehalt wie die ursprüngliche Frucht.

6. Fische und Meeresfrüchte

... sind ein heikles Thema. Ihre Bestandteile wären oder waren eigentlich gesund: Proteine, Omega-3-Fette und so weiter. Seit jedoch von der Nahrungsmittelindustrie, vielen Ernährungsschulen und der Olivenölherstellern die Werbung verbreitet wurde, dass die mediterrane Diät gesünder sei, als die gesättigten Fettsäuren, hat die Industrie sie im wahrsten Sinne verdorben. Lachs, einer der aktivsten und beweglichsten Fische - sie springen Stromschnellen hoch - wurde wie alle diese Fische ohne Bewegung in Becken gezüchtet. In der Produktbeschreibung nennt man es ‚Aquakultur'. Die Tiere wachsen und leben in mit Antibiotika versetztem Wasser. Wir konsumieren dies dann im Fischfleisch und werden über kurz oder lang gegen Antibiotika immun.

Nutzen Sie also ihren Urlaub am Meer. An der Nordsee gibt es vielleicht noch Krabben zum Selberpulen direkt aus dem Meer. In Holland gibt den Matjes Hering, den man mit den Fingern am Schwanz festhält und einfach so in den Mund gleiten lässt! Wenn ein Kutter morgens um sechs am Mittelmeer seine Fische auslädt, fragen Sie den Fischer, ob es einen Markt gibt, wo Sie die kaufen können - oder verhandeln Sie direkt mit ihm. Vielleicht erwischen Sie die letzten gesunden Schmankerln! Sehen Sie es als Abenteuer und als Glück in dieser von Industrie-Verarbeitung und Werbung verdorbenen Nahrungsmittel-Welt.

7. Vitamine und Mineralstoffe, die lebenswichtig sind

Vitamine, ein kurzer Überblick

Kaum zu glauben, aber Vitamine wurden erst vor etwa 200 Jahren entdeckt!

Schauen Sie gut auf die Beschreibung: Künstliche Vitamine können Krankheiten hervorrufen, sie beeinflussen die Hormone, die Knochenbildung und vieles mehr. Auch die falsche Dosierung kann eher Schaden anrichten als helfen.

Es ist wichtig zu wissen, dass Vitamine immer mit anderen, diesen Vitaminen ‚angeschlossenen' Substanzen zusammen aus der Nahrung im Körper aufgenommen werden. Die heutigen Vitamin-Pillen können also nur dann sinnvoll sein, wenn gleichzeitig die sekundären Pflanzenstoffe verzehrt werden.

Außerdem verarbeitet der Körper meist nur ein Drittel der Menge, die wir zu uns nehmen. Multivitamin-Präparate haben meist eine viel zu geringe Dosis, um dem Körper zu helfen.

Leider hat sich hier die Pharmaindustrie bereits wieder eine Werbenische gesucht, die den Verbraucher irreleitet: Ich hörte unlängst eine Werbung: "Nehmen Sie unbedingt Multivitamine, denn der Körper kann einzelne Vitamine nicht oder nur sehr schwer aufnehmen!" Das ist zwar nur eine Halbwahrheit, ist aber nicht angreifbar, weil sie in der verwendeten Formulierung sogar stimmt. Aber die Werbung will suggerieren, das Gemisch aus niedrig dosierten Vitaminen und Mineralstoffen sei für den Körper besser zu verarbeiten. Das stimmt so nicht, wird aber auch nicht direkt gesagt.

Richtig ist nach der Orthomolekularen Medizin, dass Sie zum reinen Vitamin auch seine Umgebung brauchen. Diese haben Sie, wenn Sie zum Beispiel zum Vitamin C eine Orange essen. Die Orange hat vielleicht durch den nicht gekühlten Transport ihr Vitamin C verloren, aber sie hat noch die sekundären Pflanzenstoffe. So helfen Sie ihrem Körper Vitamin C zu verarbeiten. Das ist nicht der Fall, wenn Sie in einer Kapsel zehn Vitamine in Mini-Dosis zu sich nehmen. Diese werden, so wie sie sind, durch die Magensäure vernichtet oder spätestens mit dem Darminhalt wieder ausgeschieden. Allerdings bleibt die Aussage der Werbung unangreifbar: „Viele Vitamine brauchen andere Stoffe, um verarbeitet zu werden."

Deshalb hat Dr. Linus Paulings Experimente mit hohen Dosen an Vitamin C gemacht und er war erfolgreich. Er ist der Begründer der Orthomolekularen Medizin, die bei allen Vitaminen hochdosiert arbeitet. Eine Nahrungsergänzung mit

Vitaminen ist nur dann sinnvoll, wenn im Labor ein Mangel gemessen wurde. Dies kommt relativ häufig bei Vitamin D vor und kann als Mangel großen Schaden anrichten. Auch hier ist eine hohe Dosierung notwendig, oft angefangen mit 10.000 mg pro Tag, bis der Mangel ausgeglichen ist. Dann sollte für etwa sechs Monate eine Tagesdosis von 5.000 mg folgen.

Vitamin A

Retinol stärkt das Sehvermögen und die Knochenbildung. Es ist in Butter, Eigelb, Leber, Fleischprodukten und Fisch enthalten. Alle Produkte sollten von artgerecht gehaltenen Tieren sein. Vitamin A ist fettlöslich, es braucht also Fett, um aufgenommen zu werden.

Provitamin A

Beta Caroten ist ein Antioxidanz. Es ist in Karotten beziehungsweisen allen gelben, roten, orangenen und dunkelgrünen Pflanzen und Früchten enthalten. Es sollte nur in seltensten Fällen unter medizinischer Kontrolle als Pille eingenommen werden, bei hohen Dosen besteht sogar Vergiftungsgefahr.

Vitamine B1, B2, B3, B5, B6, B12

Diese lebensnotwendigen Vitamine sind wasserlöslich. Sie werden vorwiegend aus Fleisch aufgenommen, aber auch aus roher Milch und gekeimtem Vollkorn. Das Raffinieren und Mahlen von Korn zu Mehl vernichtet die B-Vitamine.

Vitamin C

Vitamin C ist für viele lebensnotwendige Prozesse zuständig. Es ist gut bekannt in seinen Funktionen bei Erkältung und

Wachstum. Es ist wasserlöslich und wohl das Vitamin, das am schnellsten aus Obst und Gemüse bei längerer Lagerung verschwindet. Es ist nicht hitzebeständig, verfliegt also beim Kochen.

Die höchste Menge können wir durch frische Beeren, Zitronen, Kiwi und andere ganz frische Bio-Früchte aufnehmen. Wenn Vitamin C als Pille hochdosiert orthomolekular substituiert wird, sollten Sie zu der Pille stets Früchte essen. Die sekundären Pflanzenstoffe helfen dem Körper es aufzunehmen. Zusammen mit natürlichem Vitamin E kann es den Körper noch mehr unterstützen.

Vitamin D

Schon Dr. Price hat den Wert des Vitamins D für die Bildung von Zähnen und Knochen herausgefunden. Es ist fettlöslich. Bei einer normalen Funktion des Körpers und wenn entsprechenden Gene vorhanden sind, bildet es der Körper bei Sonnen-Einstrahlung auf der Haut aus Cholesterin

Enthalten ist Vitamin D in Butter, Eiern, Leber, Fisch und Krabben. Wird es substituiert, sollte dies nach Möglichkeit durch natürliches Vitamin D erfolgen. Die häufig von Hausärzten verordnete niedrige Dosierung von nur 1000 mg kann auf Dauer Krebs erzeugen, belegen Studien. Wichtig wäre, den VDR, also das Vitamin D-Rezeptor-Gen, zu bestimmen. Bei bestimmten Genvarianten kann der Körper kaum Vitamin D speichern. In diesem Fall darf auch nicht niedrig dosiert werden, es sollte aber während der Zeit der Einnahme vom Labor geprüft werden, welche Dosierung angemessen ist.

Vitamin E

Vitamin E braucht die Anwesenheit von Vitamin C, um wirksam zu sein. Vitamin E ist ein Sammelbegriff für fettlösliche Substanzen mit antioxidativen Wirkungen. Die am häufigsten vorkommenden Vitamin-E-Formen werden Tocopherole und Tocotrienole genannt, abgeleitet von den altgriechischen Wörtern tókos = Geburt und phérein = tragen, bringen.

Außerdem gibt es noch Tocomonoenole (T1) und MDT (marine derived tocopherols). Vitamin E ist Bestandteil aller Zellmembranen.

Die beste Quelle zur Deckung des Vitamin E Bedarfs ist Leinöl, angereichert mit alpha-Tocopherolen. Sie sind am besten erforscht. In geringen Mengen ist es auch in Nüssen, dunkelgrünem Salat und Gemüse enthalten.

Weitere Vitamine und Mineralien

Der Körper braucht zur Aufrechterhaltung seiner Funktionen auch **Vitamin K**, zum Beispiel für die Blutgerinnung und den Knochenstoffwechsel. Es ist in manchen tierischen Produkten wie Vollmilch, fetten Milchprodukten, Eigelb, Muskelfleisch und Innereinen zu finden.

Vitamin P hat es einen antioxidativen Effekt, es schützt die Zellen und kann Krankheiten vorbeugen. Einen ebenfalls positiven Einfluss hat es auf Erkrankungen des Herz-Kreislauf-Systems, Arteriosklerose und Krebserkrankungen. Es ist in Pfeffer und den Kernen und Schalen von Nüssen enthalten.

Q10 ist ein Coenzym, das von Medien als das Anti-Aging Mittel schlechthin präsentiert wird. Es ist unentbehrlich für die Versorgung unserer Zellen mit Energie und unser Immunsystem. Zudem stärkt es das Herz und die Nerven, verzögert den Alterungsprozess der Haut und kann sogar die Fettverbrennung steigern. Es findet sich besonders reichhaltig in Bio-Fleisch, Fisch, Nüssen, Hülsenfrüchten, Sesamsamen, Sonnenblumenkernen, Kohl, Zwiebeln, Kartoffeln, Spinat, Rosenkohl und Brokkoli. Allerdings kann übermäßiges Erhitzen beim Kochen das Coenzym zerstören.

Mineralien haben ebenso eine wichtige Funktion! Besonders hervorzuheben sind **Calcium** für die Knochenbildung und **Magnesium** für weiche, intakte Muskeln. Calcium und Magnesium sollten niemals gleichzeitig eingenommen werden. Am besten Calcium morgens, Magnesium abends.

Zink ist wichtig, damit der Körper viele Funktionen ausüben kann. Es ist unter anderem an Vorgängen des Proteinstoffwechsels, des Immunsystems, der Wundheilung und des Sehvorgangs beteiligt. Zudem ist es ein Antioxidans gegen Erkältungen. Ungemahlenes Vollgetreide, Hülsenfrüchte, Ölsamen und Nüsse sind gute Quellen für Zink und es ist zum Beispiel auch in Hühnersuppe enthalten

L-Carnitin ist ein Botenstoff, der es ermöglicht, dass die Mitochondrien, die Energiequellen der Zellen, durch die Zellmembran Nahrung bekommen, also arbeiten können. Bei einem Mangel tritt Müdigkeit und Schwäche auf und letztlich können sich Krankheiten schneller entwickeln. Ursprünglich hatten die Forscher L-Carnitin (lateinisch carne = Fleisch) nur in Fleisch gefunden. In Lamm und Wild ist der Anteil am höchsten, wie wir oben schon festgestellt hatten.

Ein Jäger und eine Farmerin: Zwei Beispiele aus der Realität

Ich hatte die Idee, alte gesunde Leute zu bitten, mir ihre Lebensgeschichte und ihre Essgewohnheiten zu erzählen, um dann durch eine Genanalyse zu erkunden, ob diese Gewohnheiten mit den vorhandenen Genvarianten übereinstimmten.

Das wäre für mich ein wichtiger Beweis, dass meine Patienten eine große Chance hätten, alt zu werden und gesund zu bleiben wenn Sie sich nach ihrer Genanalyse richten.

1. Beispiel: Konrad

Die Geschichte begann in einer Kneipe im Chiemgau. Ich hatte tagsüber nach einem Haus gesucht, denn ich wollte aufs Land ziehen und traf Konrad aus Bayern.

Konrad sprach mich an weil es, außer am Stammtisch, keinen freien Platz im Lokal gab. Er lud mich zu seinem eigenen Rotwein ein, den er hier an die Wirtin verkaufte.

Konni, so wurde er genannt, war Lastkraftwagenfahrer, er war 83 Jahre alt, wobei ich hatte ihn höchstens auf sechzig geschätzt hatte. Er war verheiratet und hatte zwei Kinder.

Als er vierzig Jahre alt war, gab es noch keine Genanalyse, er hätte so was auch nicht gemacht, denn Konni hat sich in seinem Leben weder nach Ärzten, noch nach irgendwelchen Gesundheitsmaßstäben gerichtet — ja nicht mal nach seiner Frau.

Er erzählte, er sei ein lebhafter Bub gewesen und wusste immer genau, was er wollte. Besonders beim Essen. Konni mag die deftige bayrische Küche: Braten, Kraut, Leberkäs und Weißwürste.

„Die Knödeln und Semmeln, die könnt 'mer doch besser

den Vögeln verfüttern“, sagte er. Er brauche was Deftiges! Er mochte auch kein Bier, sondern trank Rotwein dazu. Den holte er sich immer selbst mit seinem Laster aus Tirol und bei einer Fahrt dorthin hatte er seine Frau kennengelernt und nach Bayern mitgebracht.

Sein Leben hat ihm gefallen, sagt er! Und weil seine Frau gerade nicht dabei war, fügte er noch mit einem Grinsen hinzu, das er gerne viele Fuhren übernommen hat, wenn er mal wieder etwas Freiheit brauchte. Dann war er tagelang unterwegs!

Ich dachte an die amerikanischen Truckdriver, die modernen Cowboys der Landstraße. Blitzende, bunte Riesenlaster, einsame Straßen, weite Landschaften ...

Aber Konni blieb nie länger als drei Tage weg, er liebte seine Familie, weil ihn niemand einsperrte. Und wenn er zurückkam, freute er sich auf sein Zuhause.

Warum er nicht angestellt sei, fragte ich. Seine Antwort war, dass er sich weigere, sich hetzen zu lassen. Er würde immer sein eigener Herr sein und zum Beispiel nachts nicht fahren wollen ... Das war sein Lebensstil auf allen Ebenen.

Konni hatte vor zwei Jahren die letzte Gesundheitsprüfung bei dem Amtsarzt abgelegt, die notwendig ist, um seinen eigenen Lastwagen zu fahren. Und er hatte mit „super gesund“ bestanden, so sagte er!

Ich fragte Konni, ob ich eine Genanalyse machen dürfe, um herauszufinden, ob er mit seinen Genvarianten im Einklang gelebt habe. Er fand die Idee spannend und war einverstanden.

Konni besaß folgende Schlüssel-Genvarianten:

- FADS1 Variante (Fatty Acid Desaturase Gen): Ein Gen, das im Körper gesättigte Fettsäuren de-saturiert. Sein

Körper bildet das Desaturase Enzym, das heißt er verträgt Fleisch sehr gut, weil sein Körper aus den gesättigten Fettsäuren ungesättigte Fettsäuren machen kann. Gesättigte Fette, wie in Leberkäs und Weißwurst verträgt er gut!

- CYP 17 A1 WT: Sein Testosteron-Spiegel ist ausgeglichen. Bei anderen Varianten müssen sich Männer oft ihre Stärke beweisen, Konni hatte das nicht nötig!
- COMT WT: Nichts bringt ihn so schnell aus der Ruhe
- Il 6 Mut: Sein Organismus hatte eine geringe Entzündungsbereitschaft.
- Il 10 WT: Eine Genvariante, die bei über 100-jährigen Männern sehr häufig gefunden wurde, auch hier besteht eine geringe Entzündungsbereitschaft.

Dazu kam, das Konni einen sehr regelmäßigen Tagesablauf liebte. Das ist ein bewährtes Anti-Aging-Mittel, weil die Zellen sich nicht oft umstellen müssen, die Zellteilung regelmäßig ist und nachts Ruhe im Körper herrscht. Es müssen sich weniger Zellen teilen und die Reparatur-Mechanismen können besser arbeiten.

Konni trinkt auch gern seinen eigenen Rotwein aus Tirol. Das Resveratrol aus den Trauben war sicher nicht so hoch dosiert, wie es heute Anti-Aging-Studien empfehlen, aber jede Kleinigkeit zählt, wenn sie zur lieben Gewohnheit wird und ein Leben lang ausgeübt wird.

Bei der Abschlußbesprechung zeigte Konrads Frau sich sehr zufrieden über diese Ergebnisse. Sie hatte sich Sorgen gemacht, ob Konni denn wirklich gesund lebe und noch lange gesund bleiben wird. Sie ist fast zwanzig Jahre jünger! Und sie erzählt mir, dass sie Fleisch immer beim Bio-Bauern kaufe, dazu lebe man ja schließlich auf dem Land und einen Supermarkt gäbe es gar nicht im Dorf! Der nächste sei 22 km entfernt!

Übrigens, auch Konrads Schwester ist 95 Jahre alt und topp gesund!

Empfehlungen für den Jäger-Typ

Wenn Sie ein solcher Typ wie Konrad sind, sollten Sie das bei der Gestaltung Ihres Lebensstils bedenken. Passen Sie sich, soweit wie möglich, an den des Jägers der Völkerwanderungszeit an. Gleichen Sie aus, was in Ihrem täglichen Leben nicht zu den Jägern passt, weil Sie sonst von der Natur, also der Evolution, ausgesondert werden könnten. Dies geschieht fast unmerklich durch Zivilisationskrankheiten wie Diabetes, Übergewicht, Bluthochdruck, einen hoher Cholesterinspiegel und anderen Beschwerden.

Essen Sie Fleisch - aber nur von Tieren aus artgerechter Haltung. Wenn Sie keinen Bio-Bauern oder -Metzger finden, verzichten Sie lieber vorübergehend auf Fleisch. Auch die Jäger hatten Hungerszeiten, in denen sie nichts gefangen haben. Essen Sie darum lieber nichts, als schlechte Ware.

Vermeiden Sie mehrfach ungesättigte Fettsäuren. Diese erhöhen Ihren Cholesterinspiegel - entgegen der herkömmlichen Meinung, die leider auch viele Ärzte vertreten.

Dazu noch eine Anmerkung: Warum hören wir von Ärzten oft die Meinung, dass nur ungesättigte Fettsäuren gesund seien? Die meisten jetzt praktizierenden Ärzte haben vor dem Jahr 2000 studiert. Das Human-Genome-Project, das die Grundlage der Gen angepass-

ten Ernährung ist, war jedoch erst 2003 beendet! Danach brauchte es weitere fünf Jahre bis Studien diese Erkenntnisse eindeutig lieferten. Den älteren Ärzten fehlen heute diese Kenntnisse.

Fleisch-Mahlzeiten sollten getrennt von Kohlehydraten verzehrt werden, sonst nehmen Sie zu oder kämpfen mit den Problemen, die Ihr Magen und Darm durch diese Mischung bekommen.

Fettes Rind-, Lamm- und Hühner-Fleisch ist für Sie gesund. Auch Wurstwaren, die nur tierische Fette, also gesättigte Fettsäuren enthalten, wie z.B. Leberkäs, Weißwürste, Wiener Würstl - sogar die sogenannte Fleischwurst (da ist kein Fleisch drin, sondern nur gesättigte Fette) sind nicht ungesund für diesen Typus. Die gesättigten Fettsäuren verändern sich bei der Verarbeitung, die ja meistens mit einem Erhitzen verbunden ist, nicht zu Transfetten, wie bei Soja-und Rapsöl.

Vorsicht sollten Sie jedoch bei rötlicher Leberwurst walten lassen: Die Farbe sieht schmackhaft aus, entsteht aber durch das Beifügen von Nitrit. In Bio-Wurst ist kein Nitrit zur Farbverstärkung, kaufen Sie deshalb lieber die graue, weniger ansehnliche, aber dafür gesunde Wurst. Wer normale Wurstwaren isst, muss auf ausgleichendes Vitamin C in Obst oder in Nahrungsergänzungsmitteln achten.

Jäger-Typen können tierisches Fett zum Braten benutzen, haben allerdings davon keinen Vorteil gegen Entzündungen. Besser wäre es Kokosöl zu verwenden, dieses hat mittelkettige Fettsäuren, die entzündungshemmend wirken.

Auch wenn Sie ein Jäger-Typ sind, haben Sie mit hoher Wahrscheinlichkeit auch noch andere Genvarianten, die nicht so alt sind und von den sesshaften Bauern stammen, die Sie auch einmal als Vorfahren hatten. Richten Sie sich bei anderen Mahlzeiten nach diesen Varianten. Lesen Sie dazu auch die Hinweise für die Bauern-Typen. Der Zeitabstand zwischen den Mahlzeiten sollte etwa vier Stunden betragen.

In Ihrem Genolife®-Buch bekommen Sie genaue Hinweise zu Ihrem Lebensstil und Ihrer Ernährung.

Empfehlungen für den Bauern- oder Farmer-Typ

Bauern- oder Farmer-Typen haben in den Genvarianten APOA1, APOC3 oder FADS 1,2, die jüngere Variante. Diese entstanden vor 10.000 Jahren durch Mutation, als die Menschen sesshaft wurden. Unbehandeltes Getreide der alten Sorten wurde zu ihrer Grundnahrung, bevor auch sie Viehzucht betrieben.

Sie bekommen daher von gesättigten Fettsäuren, also wenn sie große Mengen Fleisch oder Fleischfett essen, einen erhöhten Cholesterinspiegel.

Diese Bauern verzehrten vor allem, was sie angebaut hatten. Das waren alte Getreidesorten, wie Dinkel, Einkorn und Emmer! Ebenso aßen sie alte Obstsorten, zum Beispiel den Boskoop Apfel. Stellen Sie sich vor, wie schwer so ein Bauer arbeitete, um das Feld zu bestellen. Der Pflug wurde erst einige 1000 Jahre später entwickelt und noch viel später wurde die Kraft der Ochsen genutzt, um diesen zu ziehen.

Daher konnten die ersten sesshaften Bauern Kohlehydrate vom Herz-Kreislaufsystem her vertragen. Sie hätten aber Fett angesetzt, wenn sie nicht diese schwere Arbeit hätten leisteten müssen! Wenn Sie zu dieser Gruppe gehören, sollten Sie daher bei sitzenden Berufen unbedingt Kraftsport treiben.

Getreide sollte nicht zu Mehl raffiniert werden. Essen Sie frische, über Nacht gekeimte Körner. Sie können diese auch zu Beilagen verarbeiten, in dem Sie die gekeimten Körner auf ganz geringer Hitze in Fleischbrühe erwärmen. Aber bitte nicht kochen, das vernichtet viele Vitamine. Essen Sie Bio-Brot oder Brot aus gekeimtem Korn.

Ihren Fetthaushalt im Körper, der für die Arbeit der Mitochondrien, den Energiequellen der Zelle, wichtig ist, sollten Sie mit Omega-3-Öl auffüllen, das in Leinsamen, Fisch oder Schalentieren enthalten ist. Vorsicht gilt hier allerdings vor Fischen, die aus Aquakulturen stammen. Die im Becken aufgezogenen Fische, wie zum Beispiel Lachs oder Garnelen, sind oft voll von Antibiotika.

Wenn Sie es verantworten können, sollten Sie Ihrer Gesundheit zu Liebe etwa ein Mal pro Woche mageres Rindfleisch, wie Lamm, Wild oder Hühnchen essen. Sie benötigen das L-Carnitin für ihre Mitochondrien. Auf keinen Fall aber verzehren Sie Fleisch aus Stallhaltung.

Gesundheitlich ist reiner Vegetarismus auf die Dauer immer schädlich! Wenn Sie aus Gründen des Tierschutzes kein Fleisch essen wollen, können Sie einen kleinen Teil Ihres Bedarfes an L-Carnitin mit getrockneten Steinpilzen decken. Essen Sie also häufig Rührei mit Steinpilzen, dann wird der Mangel an L-Carnitin und die B-Vitamine, die Ihnen als Vegetarier fehlen, ein wenig ausgeglichen.

Anmerkung für die Vegetarier: Sie haben sicher nicht nur Farmer-Gene! Die Affen, aus denen der Homo Sapiens sich schließlich entwickelt hat, sind ursprünglich keine Pflanzenfresser gewesen. Unser differenziertes Gehirn hat sich nur durch den aufrechten Gang, die Freiheit der Hände und die vielen tierischen Proteine entwickelt. Die einzigen pflanzenfressenden Affen sind die Schimpansen: Sie sind sehr klein geblieben und sie haben kein Sozialwesen. Die Männchen bleiben nicht bei den Weibchen zur Aufzucht der Nachkommen. Ihr Gehirn ist sehr klein, weil die tierischen Proteine fehlten.

Auch die sesshaften Farmer haben schon bald, als sie auch Tiere gezüchtet haben, Fleisch gegessen, allerdings nicht so ausschließlich wie die Jäger! Viele Menschen auf dem Land erinnern sich auch noch an Zeiten, in denen nur sonntags Fleisch gegessen wurde. Ein sehr guter Brauch für die, die viele Farmer Varianten haben.

Der Vegetarismus wurde zuerst und ursprünglich in Indien aus religiösen Gründen ausgeübt. Viele Tiere waren eben einfach heilig. Einen gesundheitlichen Grund dafür gab es nie.

Ich habe mit vielen Vegetariern in meiner Praxis gesprochen und alle bestätigten folgenden Verlauf ihres Wohlbefindens: Etwa ein halbes Jahr haben sie sich nach der Umstellung sehr wohlgefühlt. Aus unserer Sicht war Grund dafür, das sie kein Stallzuchtfleisch mehr gegessen haben und dadurch eine gewisse Zeit keine Antibiotika und keine Hormone durch das Tierfleisch aufnahmen. Nach dieser Phase spürten sie einen Heißhunger auf Fleisch. Sie kauften sich Rezeptbücher, um zu lernen, wie man Tofu so aufbereitet, dass er wie Fleisch schmeckt. Dies nahm zwar den Heißhunger, spürbar wurde aber der dadurch entstehende Mangel an B-Vitaminen und L-Carnitin: Sie fühlten sich schlapp. Manche probierten daraufhin die strengere Variante der veganen Ernährung. Ohne Eier und Milchprodukte wurde jedoch die körperliche Mangellage noch stärker. Zu diesem Zeitpunkt stiegen oft die Familienmitglieder aus, es gab massiven Streit.

Von jetzt an lassen sich zwei verschiedene Typen von Vegetariern feststellen:

Da sind einmal die Stillen. Sie versuchen ohne Aufsehen weiter vegetarisch zu leben, bis erste Krankheiten auftreten oder sie essen heimlich mal ein Stück vom Fleisch, das sie für den Rest der Familie zubereiten.

Der zweite Teil der Vegetarier wird zum missionierenden Fanatiker. Eine Bekannte aus Norddeutschland war durch meine Erklärung über Vegetarier sehr betroffen. Sie hatte einmal zu dieser zweiten Gruppe gehört. Ihr Freund hatte sich damals von ihr getrennt, weil sie so fanatisch auf dieser Ernährung bestand. Als sie spürte, dass sie sich durch ihren Fanatismus isoliert, gab sie es relativ schnell auf kein Fleisch zu essen. Sie sagt: „Ich habe meine Umwelt damals echt terrorisiert!"

Heute allerdings joggt sie täglich etwa ein bis zwei Stunden, weil sie ein Buch von einem angeblichen Bewegungs-Papst gelesen hat. Hinter diesem Fanatismus kann, so wie bei ihr, ein psychisches Problem stecken. Sie hat entweder übertrieben große Angst vor Krankheiten, eventuell durch einen dahin siechenden Verwandten in der Kindheit, oder es steckt ein versteckter Schlankheits-Schönheits-Jugend-Wahn dahinter, der mit einer Magersucht zu vergleichen ist. Hierbei geht es nicht mehr um gesunden Lebensstil, sondern um Probleme ganz anderen Ursprungs.

2. Beispiel: Madame Dolores aus Lima
Eine exotische Vegetarierin

Nach einem Vortrag in Paris, bei dem ich wohl etwas zu stark die bayrische Kultur und die verschiedenen genetischen Veranlagungen der Nordeuropäer herausgestellt hatte, sprach mich ein junger Arzt aus Peru an: Seine Oma, Madame Dolores, lebe schon immer vegetarisch! Sie sei 91 Jahre alt, topfit und sehe besser aus als ihre zwanzig Jahre jüngere Schwester. Er würde so gern ihre Gene wissen. Es war Oktober, er würde Weihnachten heimfahren, könnte also den Speichel besorgen und ihre Genehmigung zu einem Test einholen!

Er brachte tatsächlich beides mit, denn Madame Dolores war aufgeschlossen für alles, was ihr Enkel aus Europa an neuen medizinischen Erkenntnissen aufnahm. Für sie war er, wenn auch auf einem ganz anderen Gebiet, der Nachfolger ihres Mannes, der sich in der peruanischen Politik für humanitäre Ziele eingesetzt hatte. Andree, der Enkel, wollte an einem großen Krankenhaus in Lima die Genanalyse einführen — und Dolores sah sich als Unterstützerin dieser Idee!

Ich bin meist etwas aufgeregt, wenn ich die Ergebnisse aus dem Labor bekomme. Es macht mir immer noch Freude zu vergleichen: Wie leben die Menschen und wie ist ihre Gen-Konstellation. Die epigenetischen Auswirkungen auf den Körper sind faszinierend!

Madame Dolores hatte spanische Vorfahren, die als Conquestadores nach Peru gekommen waren. Ihr Mann war ein hoher Politiker gewesen. So lange er lebte, führte sie ein repräsentatives Haus. Sie hatte einen Koch, der genau für jeden die Wünsche erfüllte. Dolores liebte vorsichtig gedämpftes

Gemüse. Der Koch sorgte auch dafür, dass alle Familienmitglieder genügend Vitamine zu sich nahmen. So sollte Dolores besonders Pilze und Eierspeisen essen, der Koch wusste, dass darin wichtige Nährstoffe für sie waren: L-Carnitin, B-Vitamine. Er benutzte nach alter, peruanischer Tradition auch noch Kokosöl zum Kochen. Das alles hatte Dolores aber erst später erfahren, als der Koch ihr seine Geheimnisse verriet.

Denn als ihr Mann starb, löste sich der große Haushalt auf. Dolores änderte vollständig ihr Leben: Sie zog in ein kleineres Haus, kochte nach den Rezepten des alten Kochs für sich selbst und hatte stets und gern Besuch. Nicht mehr im großen Stil, sondern von der Familie: Schwestern, Kinder, Enkel. Sie blieb die Patrona und lenkte unauffällig die Familie.

Als der Enkel seine Vorliebe für Medizin entdeckte, entschied sie ohne Zögern, er solle in Europa studieren, nicht in Amerika. Andree machte in Paris alle Prüfungen und arbeitet nun an der Charité in Berlin.

Ich ließ eine Lebensstilanalyse mit den Daten von Dolores machen: Schwerpunkte waren Ernährung und Stressbewältigung. Denn so exotisch ihr Leben für uns wirkte, sie musste und wollte Ruhe ausstrahlen, offen bleiben für Neues und Schicksalsschläge verarbeiten können.

Ich öffnete die Mail des Labors mit ihren Ergebnissen erst in einem ruhigen Moment, abends im Büro. Ich wollte das Ergebnis allein betrachten und verarbeiten. Würde das Ergebnis meine Thesen bestätigen? Wissen selbstbewusste Menschen, was für sie gut und gesund ist? Würde ihre Art der Stressbewältigung in den Genvarianten zu sehen sein?

Zum ersten Mal sah ich das Ergebnis einer genetisch prädestinierten Vegetarierin! In keinem der fünf Gene, die auf den

Fettstoffwechsel bezogen sind, bildete sie das entsprechende Enzym, um Fleisch im Stoffwechsel verwerten zu können.

Sie war also ein ausgeprägter Farmer-Typ, aber sie hatte eine Ausnahme: Sie hatte eine vollständige Milchintoleranz!

Ich musste erst nachfragen, ob sie Milchprodukte mochte: Nein, sie bekam von Milch Allergien, schrieb sie. Ein kluger Schachzug der Natur.

Anmerkung: Leider haben viele Menschen eine genetische Milchintoleranz und merken dies nur an den niedrigen Hormonspiegeln und einer leichter Depression. Beides wird dann aber selten auf die Ernährung zurückgeführt.

Madame Dolores hatte eine genetische Variante, die den Adrenalin-Spiegel niedrig hielt (ABR1 WT). Sie regte sich nicht schnell auf, konnte in Ruhe schwierige Situation überdenken und klären: Eine Genvariante, die zum ruhenden Pol in der Familie passte. Einen betriebsamen Manager hätte diese Genvariante gebremst und zu viel Energie zur schnellen Entscheidung und Umsetzung von geschäftlichen Angelegenheiten gefordert.

Für mich war dies wieder einmal ein Beweis, dass der epigenetische Einfluss auf die Genvarianten durch den Lebensstil zufrieden und gesund durch das Leben geleitet. Wenn ein Mensch sich dessen selbst-bewusst ist, wenn er in sich hört und unverdorben und unbeeinflusst seinen inneren Wünschen Raum geben kann, dann wäre eine Gen-Analyse nicht nötig

Wir wussten ursprünglich schon immer, was gut für uns ist.

Kapitel 9
Ist Sport immer richtig und wichtig?

Gestresste Körperzellen – Triathlet und Tenniscrack – der Womanizer – der richtige Sport und das richtige Training? Die Gene verraten es Ihnen

Die einfachste Lösung wäre: Die Jäger-Typen müssen Laufen, um die Beute zu erjagen! Die Farmer-Typen sollten Krafttraining machen, um das Feld zu bestellen!

So einfach ist es jedoch leider nicht, denn eine Vielzahl von Kriterien ist wichtig, um die Bewegungsart zu finden, die im Normalfall mit dem wenigsten Aufwand den größten Nutzen für eine bestimmte Person bringt. Die falsche Sportart oder das ungeeignete Training können sogar gesundheitlichen Schaden anrichten.

Für den Leistungssportler ist entscheidend, das zu trainieren, was ihm mehr Kondition oder Kraft und damit letztlich den Sieg bringt. Auch das Alter spielt eine große Rolle, denn bis zum Alter von etwa fünfundzwanzig Jahren sind bei den meisten Menschen alle schützenden Genvarianten aktiviert. Erst wenn die Methylierung, also der Prozess des An- und Ausschaltens der Gene, in Gang kommt, werden durch Umwelteinflüsse und dem Alterungsprozess bestimmte Genvarianten stillgelegt und andere aktiviert. Ein Prozess, der oft nicht gesundheitszuträglich ist.

Es gibt ein besonderes Gen, welche die Art der empfehlenswerten Bewegungen sehr differenzieren kann, APOE.

Vereinfacht kann man dies so darstellen:

- Wildtyp WT: Sport trägt zur Gesundheit bei (diese Variante sollten Leistungssportler unbedingt haben).
- Der heterozygote Typ HET: Sport ist nur bedingt wichtig. Wichtig bei Menschen mit diesem Gen ist Bewegung, die gleichzeitig abwechslungsreich und ständig neue kleine Herausforderungen bringt. Zum Beispiel sportliche Spiele für den Menschen, der gern im Verein ist. Wanderungen mit der Landkarte durch neue Gebiete, für den, der es liebt, mit sich selbst und allein zufrieden zu sein.
- Die Mutation MUT ist die relativ seltene Variante. Weniger als 0,1 % der Bevölkerung haben diese Genvariante, dessen Träger die Bewegung gleichzeitig mit Denksport kombinieren sollte, z.B. ein Musikinstrument lernen und damit zu wandern. Oder zumindest beides direkt nacheinander zu machen, denn nicht alle Instrumente sind tragbar. Sie könnten auch eine Sprache lernen und in das jeweilige Land fahren, um dort eine Trekking-Tour machen, ohne auf Englisch zurückzugreifen. Schachspielen wäre auch eine Möglichkeit, aber auch spazieren gehen und darüber reden, was bei welchem Zug hätte besser gemacht werden können. Dazu muss man das ganze Spiel im Kopf behalten haben.

Weiter sind die Entzündungsgenvarianten wichtig: Sport kann Stress für die Zellen sein, besonders, wenn er nur hin- und wieder und dann aber heftig betrieben wird, eventuell mit einem schlechten Gewissen, um etwas nachzuholen. Leichte Anstrengungen mit Spaß dabei, kann sich dagegen sehr positiv auf den Organismus auswirken und wird auch nicht die entzündungsfördernden Genvarianten mobilisieren. Aber ein plötzlicher Start in ein Marathon-Training macht dies gewiss.

Letztlich ist es wichtig, welche genetischen Grundlagen jemand für Stressverarbeitung, Ängstlichkeit und Adrenalin-Verarbeitung besitzt und ob die Testosteron-Produktion in ausreichender Menge vorliegt.

Aus den oben erwähnten Gen-Varianten kann ermittelt werden, welche Sportart und welches Trainingspensum gesundheitlich wichtig sind. Zusätzlich entscheidend ist die Epigenetik, nämlich, was ich daraus mache und wie mich meine Umwelt beeinflusst.

Meine eigene Geschichte ist beispielhaft: Die ganze Familie prägte mich in meiner Kindheit mit dem Satz: „Du bist unsportlich!" Warum, weiß ich nicht. Mit etwa sechzehn oder siebzehn Jahren animierten mich viele Freunde, Tennis zu spielen. Die ganze Clique war im Tennisclub des Ortes. In diesem Alter zählen glücklicherweise die Freunde schon viel mehr als die Eltern, also habe ich es gemacht. Zusätzlich waren für Mitglieder des Tennisclubs unter achtzehn Jahren die Trainerstunden fast umsonst. Ich hatte also einen neuen Support, eine neue Unterstützung von der Umwelt und ich war noch jung genug. Ich habe nach einigem Training Turniere gewonnen und war ein gern gesehener Gegner!

Fast zwanzig Jahre später stellte sich bei einer umfassenden Lebensstilanalyse heraus, dass ich genetisch für Sport geeignet war, wenn auch nicht unbedingt für den Leistungssport.

Wenn ich eine Anfrage von Sportlern bekomme, frage ich also immer zuerst nach dem Alter. Wie bereits erwähnt sind bei Jugendlichen und jungen Erwachsenen noch fast alle schützenden Genvarianten aktiv. Durch das bereits begonnene Training werden auch die Zellen in ihrem Umsatz gestärkt. Kommt dann noch die gen-angepasste Ernährung dazu, steht der Sportlerkarriere meist nichts im Weg.

Dazu einige Beispiele: Zum Aufbau meiner Praxis und meiner Firma brauchte ich eine Webseite, die ich ständig updaten konnte, denn die wissenschaftlichen Erkenntnisse auf dem Gebiet der Genetik und Epigenetik gingen rasend voran. Mein Webseitendesigner war ein 36-jähriger junger Mann. Thomas kam als Techniker in mein Büro. Er sang leise beim Arbeiten. Ein verkannter Musiker, dachte ich — und lag damit falsch. Er war nicht verkannt, er war Sänger! Er sang bereits viele Jahre in einer Band und er komponierte auch für bekannte Sänger, so erzählte er mir. „Davon kann man zwar nicht leben, aber ich habe ja noch mehr Talente", meinte er lachend.

Trotzdem, irgendwie wirkte er traurig. Seine ganze Geschichte erfuhr ich später. Er hatte Liebeskummer, kurz vor der Hochzeit war ihm das Mädel weggelaufen. Wieso? Keine Ahnung: „Ich bin's wohl nicht wert!"

Mit diesen Talenten? Aber er kompensierte das auf sehr gesunde Weise, dachte ich zumindest. Er trainierte für Triathlon. Wow, ein sportlicher Mann, sechsunddreißig Jahre alt, er spielt profimäßig Klavier und Gitarre und singt! Ich war nur noch erstaunt. Eigentlich sollte er bei den Frauen sehr begehrt sein.

Zwei Wochen später war er krank, er hatte richtige Grippe, Schnupfen und Husten. Was war passiert in der Zwischenzeit?

Er hatte an einem Triathlon-Wettkampf teilgenommen!

„Macht nichts", sagte er. „Das hab ich nach jedem Wettkampf, schließlich radeln wir nach dem Schwimmen in nassen Klamotten so und so viele Kilometer." Umziehen war wegen der Zeit nicht drin, erklärte er mir.

Ich schlug eine Genanalyse zu folgenden Themen vor: Entzündungsmarker, Wettkampfsport, Ernährung und die Bewältigung von Stress. Ich fragte ihn vorsichtig, was er davon hielte. Klar, wenn das hilft, meinte er, aber wichtiger für ihn sei eine neue Freundin. Ob die inbegriffen wäre, fragte er lachend! Ich fragte ihn, ob denn in seinen Gedanken kein Platz für sich selbst wäre, für seine Talente? Er gab keine Antwort, machte aber ein nachdenkliches Gesicht.

Die Genanalyse zeigte, dass er eine Variante hatte, die bei Wettkampfsport zu leichten, kleinen Entzündungen führt.

Seine Nahrung bestand leider vorwiegend aus Burgern, gestand er, kochen sei nicht sein Ding. Sein Testosteron neigte zu niedriger Produktion, was aber im Alter von sechsunddreißig Jahren noch nicht sehr zum Tragen kommt. Allerdings wiesen viele Genvarianten auf eine Neigung zum Dickwerden hin.

Was sollte er tun? Den Triathlon-Sport aufzugeben, wäre schlecht gewesen, denn dann wäre er möglicherweise aus Frust zum ‚Fatty' am Computer geworden. Seine Ernährung umstellen? Woher sollte die Freundin nehmen, die für ihn kochen könnte? Selber kochen? Mit dem Gedanken konnte er sich schon gar nicht anfreunden. Das ging also alles nicht!

Er müsse kreativ werden, schlug ich ihm vor und präsentierte eine Notlösung: Thomas sollte so weit wie möglich frisches Obst und Gemüse essen, das macht keine Arbeit. Karotten,

Kohlrabi und Zwiebeln schmecken auch roh. Brokkoli braucht man nur in heißes Wasser werfen, es ist in vier Minuten gar. Obst zwischendurch statt der Schoko-Riegel sollte eigentlich gar kein Problem sein, das ist nur eine Sache der Gewohnheit. Und für den Fall, dass es doch etwas Süßes sein muss, schlug ich ihm Trockenobst vor.

Burger mit Salat und Semmeln sollte so weit wie möglich weglassen. „Und gibt es keine Möglichkeit, doch mal ein Bio-Steak vom Wochenmarkt selbst zu braten?", fragte ich ihn.

Er machte sich gut. Dann kam der nächste Wettkampf. Wir wollten sicher gehen: Ich verordnete ihm - was ich sonst bei so jungen Menschen gern vermeide - Nahrungsergänzungsmittel. Allerdings kein Durchschnittspräparat mit ‚allem drin'. Denn die wichtigen Vitamine und Mineralien müssen in so einem Fall hoch dosiert werden.

Er brauchte zumindest 3000 mg Vitamin C täglich, solange er trainierte. Gut war, dass er die Pillen-Schluckerei selber nicht mochte. So konnten wir Kompromisse schließen: B-Vitamine sollte er nur nehmen, wenn er an dem Tag keine Leber oder keine Avocado, die natürlichen Vitamin B Lieferanten, essen konnte. Ein bisschen hinterlistig war ich ja schon: Ich ließ ihn auf diese Weise lernen, welche Vitamine in den Nahrungsmittel waren, die er Dienstags auf dem Markt in der Großstadt kaufte. So hatte er nach einer Triathlon-Saison ein exzellentes Wissen, was in welchen Nahrungsmitteln enthalten war!

Thomas hatte nie mehr diese Grippe Ausfälle nach einem Wettkampf, seit drei Jahren wohnt er mit einem Mädel zusammen, vor einem Jahr hat er geheiratet und - sie kann und sie mag kochen. Sie kocht sogar super gesund, entsprechend ihrer und seiner Genanalysen!

Sport Coachs, besonders die Mediziner unter ihnen, haben oft eine sehr festgefahrene Meinung darüber, was den Profi oder Semi-Profi weiterbringen soll. Wenige kennen sich mit den Genvarianten ihrer Schützlinge aus und bringen diese dadurch sogar gesundheitlich in Gefahr!

So auch bei meinem jüngsten Sohn, Konrad. Er war mit achtzehn Jahren der Beste der Jugendmannschaft in seinem Tennisclub und gleichzeitig auch der Erste der Herrenmannschaft, das geht nur mit achtzehn Jahren.

Eines Tages brach er mitten in einem Spiel zusammen und wurde mit dem Rettungswagen in eine Herzklinik gefahren. Der Befund war eine Unregelmäßigkeit im Herzrhythmus, es bestand allerdings noch keine wirklich ernste Gefahr. Den Grund, den ich für sein Zusammenbrechen vermutete, sollte sich später bestätigten: Die Jugendtrainer hatten im Trainingslager den Jungs eine strenge mediterrane Diät verordnet - mein Sohn aber war der Jäger-Typ. Er brauchte Fleisch und besonders L-Carnitin, damit seine Mitochondrien Energie spenden konnten, besonders natürlich bei so viel Anstrengung wie in den Turnieren.

Anders verlief die Geschichte meines Coachs für Präsentationen: Er hatte mit einem Sportarzt ein Buch veröffentlicht, der Dauerlauf und nochmal Dauerlauf predigte und dies auch heute noch tut! Privat hatte der Coach mir nichts über sein Leben erzählt. Er wolle nur wissen, welcher Sportler-Typ er sei. Den Grund erfuhr ich später, er hasste Laufen und vor allem

Marathons, glaubte aber dem Buch, das Laufen und immer wieder Laufen als Allheilmittel empfiehlt.

Mein Coach war ein Farmer-Typ, er brauchte also Krafttraining, um gesund zu bleiben. Es war für ihn eine Erlösung, keinen Marathon mehr durchstehen zu müssen! Er hatte zwar die Sportler Variante in dem entscheidenden Gen, aber er neigte zu Entzündungen. Leistungssport war für ihn gesundheitsschädlich. Auch er hätte im fortgeschrittenen Alter durch die falsche Beratung gesundheitlichen Schaden davon tragen können.

Kapitel 10
Wer sollte eine Lebensstil Genanalyse machen? Wer profitiert davon besonders?

Die Gene bestimmen Ihr Leben – Jäger, Farmer und genetische Intoleranzen – Wurstschnitte ohne Brot – so können Sie besonders profitieren – Tumorrezeptoren verhindern Krebs - Methylierung: Das Ein- und Ausschalten der Gene

Zuvor eine Anmerkung: Seit etwa 2004, als sich die Wissenschaftler gerade von dem Schlag der Erkenntnis erholt hatten, dass die Genvarianten stark von der Umwelt beeinflusst werden und der Phänotyp sich im Laufe des Lebens ändert, laufen die Studien auf Hochtouren. Was ist für welchen Genotyp gesund und was verursacht die Alters-Methylierung, also Krankheiten im Alter, die durch das Anschalten von Krankheitsgen-Promotoren gestoppt werden oder diese hinausschieben.

Seit über zehn Jahren wird nun auf dem Gebiet der Epigenetik geforscht. Wir könnten auch sagen, dass es bisher **nur** zehn Jahre sind. Eine junge Labor-Pharmazeutin sagte mir unlängst: „Wir, die Forscher, sind noch nicht so weit!“

Sicher wird es in den nächsten zehn bis zwanzig Jahren noch genauere Spezifizierungen geben. Aber sollten wir deshalb die heutigen Ergebnisse ignorieren? Vielleicht gibt es in zwanzig Jahren auch bessere Kopfschmerzmedikamente, aber würden sie deshalb die Mittel, die jetzt auf dem Markt sind, verwerfen und die Kopfschmerzen noch zehn Jahre aushalten?

Genolife® bietet seinen Klienten die Möglichkeit, alle zwei Jahre die Daten mit neuen Erkenntnissen abzugleichen. Ändern können sich die Daten des Lebensstils nicht, denn es geht um konkrete Ergebnisse, nicht um Prozentzahlen, wie oft bei Krankheiten.

Daher ist es für jeden Menschen ab **etwa zwanzig Jahren** sinnvoll, eine Genanalyse bezüglich Ernährung, Sport, Stress und anderen wichtigen Faktoren machen zu lassen.

Allerdings können wir nur wirklich die Macht über unsere Gene haben, wenn wir sie kennen! Diese Kenntnisse bekommen wir nur durch eine Genanalyse, einen anderen Weg gibt es nicht. Selbstverständlich sollte dabei sein, dass die Ergebnisse unter ärztlicher Schweigepflicht und nur für uns persönlich ermittelt werden.

Leider haben bestimmte Institutionen noch nicht erkannt, dass wir über unsere Daten selbst entscheiden wollen. Versicherungen zum Beispiel bringen uns nämlich in die Gefahr, dass an Hand der Rohdaten der im Labor analysierten und leichtfertig veröffentlichten Genvarianten die Prämien nach angeblichen Risiken festgesetzt werden. Gestatten Sie dazu eine provokative Aussage: Sollte es nicht umgekehrt sein? Wer nicht weiß, wie er sich ernähren soll oder sich noch nach den allgemeinen, oft falschen Prinzipien richtet, sollte der nicht einen Aufschlag zahlen? Ähnlich wie gewisse Risikosportler ja auch einen höheren Beitrag zahlen oder gar nicht erst aufgenommen werden.

Wer also ungesättigte, entzündungsfördernde Fettsäuren zu sich nimmt, wer Sport treibt ohne zu wissen, ob dieser wirklich geeignet und wer seine Ernährung und seinen Lebensstil nur nach den Aussagen der Werbung richtet - der wird in eine besondere Risikogruppe eingestuft. Wäre es dann nicht gerecht, wenn die diejenigen, die eine Genanalyse machen ließen und ihren Lebensstil danach ausrichten, einen Rabatt bekämen?

Schließlich trägt doch die Allgemeinheit die Gesundheitskosten jedes Individuums mit. 227 Millionen Demenzkranke werden wir 2050 weltweit versorgen müssen. 2011 waren es bereits 101 Millionen. 2030 werden die Kosten für die Behandlung dieser Menschen um 85 % gegenüber 2011 gestiegen sein (aus Handelsblatt vom 28.06.2015, Seite 54)!

Für Jugendliche **unter zwanzig Jahren** würde ich empfehlen, genetische Intoleranzen, wie zum Beispiel die Milchintoleranz, die in der Pubertät häufig zu Akne führt, bestimmen lassen. Auch könnte man den Jäger- oder Farmer-Typ oder die Neigung zum Dickwerden bestimmen. Dies könnte bereits in dem Alter sinnvoll sein, wenn die Kleinkinder auf normale Kost umgestellt werden.

Eine Bekannte, Renate, erzählte mir, dass es in ihrer Kindheit als Abendmahlzeit oft Wurstbrote gab. Die Wurst aß sie gerne, jedoch nicht das darunter befindliche Brot. Das ließen die Eltern jedoch nicht gelten, sondern zwangen sie beides zu essen. Aber sie mochte das Brot einfach nicht und nahm lieber eine Strafe in Kauf, als es zu essen. Ihre Gene bestätigten dann später, dass sie ein Jäger-Typ ist. Die Wurst war gut für sie, das Brot jedoch, besonders in Verbindung mit dem Fleisch, sogar schädlich. Besonders Kinder spüren noch oft, was für sie gesund ist und in ihren Genen angelegt ist. Ein Apell also an alle Eltern: Achten Sie auf die Bedürfnisse ihres Kindes.

Je früher Sie den gen-angepassten Lebensstil beginnen, je mehr Vorteile haben Sie.

Wer profitiert von einer Lebensstil-Genanalyse?

Was ist mit der Generation der heute **über 50-jährigen**? Ich persönlich gehöre dazu!

Ich habe über meine Lebensstil-Sünden nachgedacht, die ich früher gemacht habe, weil ich es nicht besser wusste. Unsere Generation ist in den letzten Jahrzehnten mit homogenisierter, ultrahocherhitzter Milch und Joghurt aus dem Supermarkt ein ungesundes Nahrungsmittel aufgewachsen. Wir dachten, Joghurt zum Frühstück sei auf jeden Fall gesund!

Stallzucht-Fleisch und die Transfette aus Raps- und Sojaöl waren für uns gesundheitsgefährdend, aber wir wussten es damals nicht besser und glaubten der unterschwelligen Werbung. Wir wussten auch nicht, dass große staatliche Gesundheitsorganisationen, die sogar Ernährungsberater ausbilden, der Industrie verpflichtet sind. Natürlich wird dort auch frisches Obst empfohlen, aber versuchen Sie einmal in Ihrer Phantasie ihre Vitamine, die Sie dadurch bekommen, gegen die anderen Empfehlungen zu rechnen. Die gesundheitsschädlichen Nahrungsmittel überwiegen leider immer.

Burger, Pommes oder Fertiggerichte habe ich selten gegessen und sogar bei meinen Kindern so lange verhindern können, bis sie etwa vierzehn Jahre alt waren. Allerdings schlagen die vielen Restaurantbesuche, die durch meine langen Arbeitszeiten bedingt waren, wieder negativ zu Buche. In den normalen Restaurants wird mit Soja- oder Rapsöl gebraten und Stallzuchtfleisch verwendet.

Die Jetlags bei Kongress-Vorträgen habe ich vermutlich nur deshalb gut verkraftet, weil mir diese Tätigkeit an sich viel Energie und Schwung gegeben hat.

Dennoch, mein größter Gesundheitsfeind war **Stress.** Meine genetisch bedingt Ängstlichkeit wurde durch eine überhöhte Kampfbereitschaft kompensiert. Ich lernte verschiedene Meditationstechniken. Ein eigentlicher Support entstand erst, als meine Söhne älter wurden.

Wenn Sie also mit Mitte Fünfzig eine Lebensstil-Genanalyse machen, können Sie manche Krankheiten, die ihr Körper durch falsche Ernährung und Stress aufgebaut hat, nicht mehr verhindern. Aber sie können nach der Genesung wieder fit werden, ihre Lebensqualität steigern und weitere Alterskrankheiten hinausschieben.

Wenn Sie in den Vierzigern sind, werden Sie den persönlichen Gewinn haben, dass durch die Wahl der richtigen Ernährung und des Lebensstils der Hormon- und Energieabfall aufgehalten wird. Gesetzt den Fall, Sie richten sich ab jetzt nach Ihrer persönlichen Lebensstil-Genanalyse und den daraus gefolgerten Empfehlungen, werden Sie weniger Stress im Beruf haben oder diesen zumindest besser verkraften können. Auch mit den psychischen Beschwerden wie einer leichten Depressionen oder dem Burn-Out-Syndrom werden Sie umgehen können. Einen Teil der möglichen Alzheimererkrankung können in die 70-ziger oder 80-ziger Lebensjahre verschieben, wenn Sie den Milch- und Joghurtkonsum aus Supermärkten verhindern.

Ab Vierzig wissen Sie spätestens, wie wichtig der individuelle Lebensstil für Sie ist. Die Ratschläge der Ärzte waren bisher zu allgemein. Die Werbung hat Sie in die Irre geführt. Sie haben vielleicht auch wahrgenommen, wie gebrechlich ,die

Alten', nämlich Ihre Eltern oder Nachbarn, wurden! Zwar erreichen diese oft ein hohes Alter, aber wie gesund und lebensfroh sind sie dabei?

Vielleicht haben einige kleine Krankheiten Sie schon wachgerüttelt. Das sollte zu einer Genanalyse motivieren!

Die Generation, die heute Anfang 30 ist, wird den meisten Profit haben: Die Medizin ermöglicht ihnen durch Medikamente ein längeres Leben aber durch den an die Gene angepassten Lebensstil wird daraus ein **gesundes,** langes Leben!

Aber genau diese Generation denkt noch kaum an Alterskrankheiten durch ständige, kleine Entzündungen! Und zudem sind sie in sehr klug, zumindest klüger als alle Alten, wie sie glauben. Denn sie haben in diesem Alter meistens gerade ihr Studium beendet! Gerade hier sollte eine breitere Aufklärung ansetzen.

Mein Rat an alle: Wir sind soweit, packen wir es an! Ihr persönlicher Lebensstil bringt Ihnen Ihre Gesundheit und Lebensfreude.

Kapitel 11
Einige Tipps und Rezepte für den Alltag

Tipps für Eilige und Sparsame – Immer bereit: Fleischbrühe und Power-Marinade – Power für den Tag: Ein Frühstück, das Lebensgeister weckt - Was isst der Jäger? Was isst der Farmer?

Natürlich sollten Sie nach erfolgter Genanalyse und deren Auswertung auch Ihren Lebensstil und Ihre Ernährung an die Ergebnisse anpassen. Das ist ja der Sinn und Zweck.

Oft höre ich aber das Argument: „Dafür habe ich keine Zeit", oder „Das ist mir zu teuer". Deshalb hier ein paar allgemeine Tipps für Sie. Persönliche, genau auf Sie zugeschnittene Ratschläge werden Sie in Ihrem Genolife®-Buch bekommen.

Tipps für Eilige:

Fast alle etwas länger haltbaren Nahrungsmittel kann man inzwischen bei guten Firmen im Internet bestellen. Achten Sie darauf, dass es stets, nicht nur im Sommer, in einer Kühlkette transportiert und geliefert wird. Zahlen Sie keine Vorkasse, damit Sie etwas in der Hand haben, falls dies versprochen und dennoch nicht eingehalten wird.

Beispiele: Naturbelassenes Keimbrot aus ungemahlenen, gekeimten Körnern, Bio-Leinöl mit Trocophenolen (natürlichem Vitamin E), ungemahlenes Getreide und Hülsenfrüchte zum Selbstkeimen.

Eine Kiste mit Bio-Obst und Gemüse wird von manchen Anbietern aus der Region oft auch regelmäßig vor die Haustür gestellt.

Machen Sie sich einen Plan, wer in Ihrer Familie was nach

der Arbeit mitbringt! Welche Geschäfte liegen auf dem Weg von der Arbeit?

Im Reformhaus oder beim Bio-Metzger können Sie oft portionsweise zugeschnittenes Biofleisch vom Lamm, Rind, Huhn, Wild oder von der Ente kaufen.

Suchen Sie sich Restaurants heraus, die mit Bio-Zutaten kochen. Es sind nicht die billigsten, aber Krankheiten und Verdienstausfall verursachen auch Geld-Einbußen, mal ganz abgesehen von dem Mangel an Lebensqualität.

Tipps für Sparsame:
Vor ein paar Tagen hörte ich ein Gespräch mit, in dem eine Bekannte erzählte, ihr Mann kaufe das billigste eingelegte Fleisch, das er im Supermarkt kriegen könne. Die Familie hat zwei Autos, ein großes Haus, beide sind selbständig und der Sohn verdient selbst und hat ein eigenes Auto.

Diese Art von Sparen meine ich nicht. Diese Billig-Käufer aus Uberzeugung werden auch möglicherweise kein Buch über Gesundheit lesen.

Es gibt aber viele Gründe zu sparen, nicht nur, wenn das monatliche Einkommen sehr gering ist. Das Abzahlen einer Immobilie für die Altersversorgung, die hohe Miete in den Ballungsgebieten der Großstädte, zwei oder drei Kinder in der Pubertät mit Ausgaben für Schule und Sport erfordern eine genaue Planung des Haushaltsbudgets.

Denken Sie als erstes an Adelle Davis. Schauen Sie genau hin, ob die Artikel für den Umsatz und die Werbung hergestellt werden, oder auch wirklich für Ihre Gesundheit notwendig sind.

Jugendliche haben oft Ansprüche, die leicht die Kasse des normalen Haushalts sprengen. Manche Mütter verleitet das, an der Qualität der Lebensmittel zu sparen.

Einer meiner Söhne wollte ab 14 Jahren nur noch Sport-Markenware tragen. Kleidung von Kaufhausfirmen war ihm zu popelig. Ich bot ihm an, sich den Aufpreis mit Zeitungsaustragen und anderen Hilfsarbeiten zu verdienen. Schließlich fanden wir dazu noch einen Laden, der Markenklamotten zweiter Wahl zu einem reduzierten Preis verkaufte. Hat geklappt!

Bio-Ware im Reformhaus ist Ihnen zu teuer? Versuchen Sie es auf Wochenmärkten. Viele Stände sind auch für die Berufstätigen am Samstag geöffnet und sie haben oft günstigere Angebote als das Reformhaus. Kaufen Sie naturbelassenen Leinsamen und Haferflocken, nicht die mit Transfetten angereicherten Frühstücks-Riesenkartons mit diversen Cerealien.

Wählen Sie von den naturbelassenen Waren größere Packungen, die sind meist billiger. Nehmen Sie einen Taschenrechner mit, wenn sie kein Ass im Kopfrechnen sind. Ob bei Bio-Linsen, bei Bio-Obst oder auch bei Fleisch, sie sparen bei größeren Einheiten. Fleisch vom Bio-Metzger in zehn Kilo Packungen, in denen von allem etwas drin ist, regt zur Kreativität an.

Berufstätige Eltern, aber auch Kinder haben es oft eilig. Mit dieser Tatsache verdient sich die Fastfood-Industrie ihr Geld. Wenn Sie jedoch stets eine Brühe und dazu etwas Gemüse bereit halten, können Sie in fünf Minuten, wie die Asiaten in ihren kleinen Läden auf der Straße, ein vitaminreiches und gehaltvolles Essen für zwischendurch zubereiten. Das Gemüse bewahren sie extra, schon geputzt und zerkleinert im Kühlschrank auf und geben es erst vor dem Aufwärmen hinzu. Für den größeren Hunger können Sie auch gekeimte Bio-Linsen oder Bio-Mungobohnen dazugeben.

Brühe können Sie auch sehr gut portionsweise einfrieren. Ein **Gefrierschrank** ist so geld- und zeitsparend, dass Sie ihn sogar in den Flur oder eine Wohnzimmerecke stellen sollten, wenn er nicht in die Küche passt. Gemeinsame Einkaufsfahrten, besonders wenn man auf dem Land wohnt, machen Spaß und sparen Benzin, wenn man das gleiche Auto benutzt.

Günstiges Fleisch vom Biobauern ist nicht immer gut abgehangen. Frieren Sie daher kleine Stücke mit einer selbstgemachten Marinade ein, das Rezept finden Sie im Anschluss. Nach etwa vier Wochen ist das Fleisch mürbe und schmeckt wie abgehangen.

Bei uns gab es Bio-Obst und -Gemüse in einem Gemüsemarkt in so großen Kisten, so dass die Ware selbst für eine fünfköpfige Familie, wenn sie stets frisch sein sollte, zu viel war. Wir haben das Obst und Gemüse deshalb unter Freundinnen geteilt. Dadurch wurde der Preis sehr günstig.

Fertigsoßen, Mayonnaise oder Remoulade sind richtig teuer. Bereiten Sie Ihre Soßen oder Soßenzutaten vor: Zitrone, Essig und Lein- oder Olivenöl, machen Kräuter haltbar. Frische Küchenkräuter halten sich in Bio-Olivenöl und geben diesem einen leckeren Geschmack für den Salat. Auch Balsamico-Essig in kleinen Flaschen kann man schmackhaft mit Kräutern anreichern. Heben Sie Bierflaschen mit einem Schnappverschluss für Essig und Öl auf. Ohne das Bier-Etikett sehen sie dekorativ aus und machen durch die braune Farbe den Inhalt wegen der Lichtempfindlichkeit noch haltbarer.

Wetteifern Sie beim Sparen, entwickeln Sie Ideen, um mit Bio-Waren und dem Kochen mit gesunden Produkten Geld zu sparen. Ein Sparschwein für besondere Anlässe könnte noch mehr Anreiz liefern. Wenn Kinder für ihre Einsparungen eigene Sparschweine haben, wird der Ehrgeiz noch größer und die von diesem Geld gekaufte DVD, ist noch viel mehr wert. Schwierig wird dies allerdings ab der Pubertät, wenn alles total uncool ist. Aber vielleicht lassen sich auch da gemeinsam krasse und geile Ideen entwickeln. Gesund zu sein, eine reine Haut und schöne Haare zu haben und nebenbei sportlich fit zu sein, hat auch in der Pubertät einen Wert.

Sally Fallon macht schon 2001 folgenden Vorschlag: Wenn alle zuckerreichen Goodies, alle Kaugummis und alle schnell verputzten Pommes und Burger von den Jugendlichen gespart würden, hätten die meisten Familien das Geld, nicht die antibiotikareiche, adrenalin- und hormon-belastete abgepackte Fertigware zu kaufen. Von Zigaretten und häufigem Alkoholkonsum mal gar nicht zu reden.

Lassen Sie Ihre Kinder teilhaben in der Küche, ohne dass es nach dem leidlichen ‚helfen-müssen' ausschaut. Kleinere Kinder züchten gern Kräuter und Salat, größere Kinder könnten vielleicht durch Trainingserfolge im Sport überzeugt werden. Und wenn Sie mal keine Lust zum Kochen haben, delegieren Sie es auf keinen Fall auf die Kinder! Die Unlust überträgt sich und bleibt haften, während bei Ihnen vielleicht nur die Arbeit im Beruf oder der unfreundliche Chef diese momentane Flaute verursacht hat.

Auch für diese Situation ist ihre eigene ‚kleine asiatische Straßenküche' wichtig: Alles, was Sie brauchen, ist schon vorbereitet und muss nur noch mit einem Lächeln erwärmt und serviert werden.

Wie wäre es, wenn aus der kleinen Straßenküche ein Spiel für die Kinderparty würde? Bauen Sie einen asiatischen Imbisstand: Ein Karton mit asiatischen Kollagen als Rückwand, bringen ein Schild mit der Aufschrift *WARUNG MAKAN* (indonesisch/malaysisch für Imbissstand), ein paar Kisten als Theke und eine Induktionskochplatte, damit die Kinder sich nicht verbrennen. Kleine super-billige Plastik-Stühle und Tische mit Wachsdecken machen das ganze stilecht. An diesem Stand wird alles frisch zubereitet und es gibt garantiert nur das, was in der Ernährungs-Genanalyse der Familie steht! Die Requisiten sind sicher auch ein Spaß für die nächste Grill-Party der Erwachsenen!

Wäre es nicht erstrebenswert, wenn die einmal 35-jährigen Kinder sich mit fitten Eltern, die in den 70ern sind, zum Bergwandern verabreden könnten, anstatt langweilige, ermüdende Krankenbesuche bei den Vätern und Müttern im Pflegeheim zu machen?

Zum Abschluss noch einige Rezepte zum Nachkochen für die bereits in diesem Buch erwähnten Gerichte. Die beiden ersten Rezepte sind für Jäger- und für Farmertypen geeignet.

Die Fleischbrühe

(Farmer-Typen verwenden die Knochen und das Fleisch nur für den Brühe-Sud, um auch die darin wichtigen Nährstoffe zu bekommen)

Benötigt werden: 2 Rinderknochen, etwa 150 g Bio-Suppen Rindfleisch, Bio-Suppengemüse (Sellerie, Karotte, Lauch, Petersilienwurzel) ¼ Teelöffel Salz, eventuell noch Petersilie und Chilischoten.

Soweit vorhanden und gewünscht können Sie auch noch Japanisches Miso zum Würzen verwenden. Dieses Miso besteht aus fermentierter Soja, das teilweise über 20 Jahre eingelegt wurde und dadurch sehr wertvoll ist.

Lassen Sie die Rinderknochen, das Fleisch und die Hälfte des Gemüses mit den Gewürzen etwa eine Stunde leicht sieden. Das Miso sollten Sie erst vor dem Servieren einrühren.

Das mitgekochte Gemüse wird ausgesiebt und weggeworfen, es ist ausgelaugt. Die zweite Hälfte des Gemüses geben Sie kurz vor dem Servieren in die Suppe. Es hat noch alle Vitamine und schmeckt knackig.

Die Brühe können Sie portionsgerecht einfrieren, ein Teil davon sollte jedoch immer im Kühlschrank bereitstehen. Der Brühe-Sud gibt Soßen den besonderen Geschmack und hat wichtige Nährstoffe, wie zum Beispiel das L-Carnitin. Ein Tipp für die, die es nicht so eilig haben: Ich fülle immer etwas kalten Brühe-Sud in Eiswürfel-Tüten und friere sie ein. Dann kann ich für die Verfeinerung von Soßen einfach immer zwei Würfel abschneiden und muss nicht zu viel auftauen.

Power-Marinade für Rind-, Hühnchen-, Lammfleisch oder zum Einlegen von Tofu

Rezept für etwa je 4 Scheiben Lende, 4 Lammkottelets, 4 Hühnchen Filets oder 4 Hühnchen Schenkel oder 3 Scheiben Tofu

Benötigt werden: 3 Esslöffel Tomatenmark (eine kleine Dose oder ¼ Tube), ½ Teelöffel Curry-Pulver, 1 Teelöffel Kurkuma (Gelbwurz), schwarzer Pfeffer selbst gemahlen, ½ Teelöffel Meersalz, sehr fein geschnittenes Rosmarin, 2 Esslöffel Kokosöl (in warmes Wasser stellen, damit es flüssig wird). Wenn gewünscht können Sie noch eine Messerspitze Chili-Pulver und 2 feingehackte Knoblauchzehen hinzu geben.

Die Zutaten gut verrühren und dann die Marinade auf dem Fleisch oder dem Tofu gut verstreichen und eine Nacht zugedeckt im Kühlschrank aufbewahren. Am nächsten Tag die Marinade mit dem Messer etwas abkratzen und das Fleisch in Kokosöl braten.

Die übrige Marinade können Sie mit etwas Leinöl verdünnen und sofort nach dem Braten wieder auf das Fleisch geben und nach etwa 3 Minuten servieren. Oder die Marinade ohne Leinöl in die Pfanne geben und mit etwas Wasser zur Soße kurz erhitzen. Nach dem Braten sollte das Fleisch etwa 3 Minuten ruhen. Die Soße sollten Sie extra servieren.

Diese Marinade hat folgende wichtige Inhaltsstoffe:

- **Lycopin** (gegen Krebs)
- **Vit. B3, 5, 6, C, E, K,** wird zum Aufbau und Erhaltung des Immunsystems benötigt
- **Betacarotin** für Haut und Augen
- **Calcium** für die Knochen
- **Eisen** zur Blutbildung
- **Magnesium** für die Muskeln
- **Zink** stärkt Immunsystem und die Bildung von Testosteron
- **Kurkuma + Curry + Pfeffer** zusammen sind entzün-

dungshemmend

- **Kokosöl** enthält mittelkettige Fettsäuren gegen Entzündungen
- **Knoblauch** senkt den Blutdruck und den Cholesterinspiegel, es schützt vor Herzinfarkt und Schlaganfall
- **Chili** senkt das Schmerzempfinden und fördert die Verdauung

Die wichtigsten Inhaltsstoffe von magerem Bio-Fleisch sind unter anderem:

- **L-Carnitin** ist ein Botenstoff für die Mitochondrien, es gibt Energie. In ausreichenden Mengen für den wöchentlichen Bedarf ist es fast nur in Fleisch enthalten, daher haben Vegetariern oft einen Mangel
- **Testosteron** ist im roten Fleisch enthalten, es gibt Kraft, macht gute Laune und motiviert
- **Omega 3 Fette** sind entzündungshemmend
- **Gesättigte Fette** bleiben auch beim Braten gesund und gut verdaulich
- **Vitamine B6, B12 und Folsäure** erhalten die Zellen gesund. Ist allerdings fast nur im Fleisch enthalten und selten in vegetarischen Gerichten

Anmerkung: Bei der nächsten Grippe, wenn das Antibiotikum nicht mehr hilft, sollten Sie einmal darüber nachdenken, dass Sie vielleicht schon immun dagegen sind, weil Sie es täglich in kleinen Dosen im Fleisch aus Stallzucht oder im Fisch oder in Garnelen aus Aquakulturen zu sich genommen haben.

Wenn Sie jahrelang diese Produkte gegessen haben, ist das so, als würden sie täglich morgens eine kleine Dosis Antibiotikum und Hormone als Tablette schlucken.

Verwenden Sie Produkte aus biologischer Produktion. Die sind teurer, aber Sie werden auch sorgsamer mit diesen Produkten umgehen, die mit Arbeit und Mühe erzeugt wurden. Die Fleischstücke, die Sie täglich essen, werden kleiner ausfallen, aber sie schmecken besser.

Wir kommen damit wiederum der Evolution der Menschheit entgegen:

Unsere Genvarianten sind auf Mangel eingestellt, aber nicht auf Überfluss!

Hier noch einige Rezepte für vorwiegend Farmer-Typen oder Vegetarier:

Ein Frühstück, das die „Lebens-Geister" am Morgen weckt!

Zutaten für 2 Personen:

2 gehäufte Esslöffel Bio-Quark, 3 Esslöffel Bio-Leinöl mit Gamma Trocopherol (Vitamin E) - es sollte frisch und nicht in dem Laden langzeitgelagert sein, 1 Esslöffel gemahlener Leinsamen, 2 Esslöffel gemahlene Haferflocken, Obst nach Jahreszeit, zum Beispiel im Winter 1 Scheibe Ananas, 1 Kiwi, 1 Orange, ein Stück Ingwer Wurzel, im Sommer frische Beeren.

Den Bio-Quark mit dem Leinöl mit einem elektrischen Quirl so verrühren, dass kein Fettrand mehr entsteht. Den Quark auf zwei Schalen verteilen. Je die Hälfte des Leinsamens und der Haferflocken darüber streuen. Obst mit einem Rührstab zu Brei zerkleinern, einzelne Stücke oder Beeren zum Garnieren aufheben. Geben Sie das Obst auf die Haferflocken, die einzelnen Stücke oder Beeren können Sie darüber dekorieren.

Trinken Sie grünen Tee dazu oder geben Sie zum grünen Tee einen Löffel schwarzen Tee, um den Geschmack zu verstärken.

Die wichtigsten Inhaltsstoffe:

- Alle **Vitamine und Nährstoffe,** die ein gutes Immunsystem unterstützen, sind in den frischen Früchten enthalten! Frieren Sie frische Beeren für den Winter portionsweise ein. Ein Tipp: Bei Heidelbeeren erschließen sich die Vitamine sogar besser als vor dem Einfrieren.
- **Omega-3-Fettsäuren** dienen zur Erhaltung der Zellwände)
- **Proteine** sind für den Zellstoffwechsel
- **Kalzium** für die Knochen
- **Enzyme** unter anderem für die Verdauung

Das Mittag- oder Abendessen

Zutaten für 2 Personen:

4 oder 6 frische Eier von freilaufenden Hühnern, 15 g (im getrockneten Zustand gewogen) getrocknete Steinpilze oder Bio-Champignons, 40 g Bio-Hülsenfrüchte, Frischer Salat, Zitronensaft, Bio-Leinöl, ¼ Teelöffel Salz, ¼ Teelöffel Kurkuma, etwas schwarzen Pfeffer, frische Petersilie, frischer Schnittlauch.

Die Steinpilze etwa 10 Minuten vor der Verwendung einweichen. Die Hülsenfrüchte sollten Sie bereits am Abend vorher einweichen und in der Küche bei Zimmertemperatur stehen lassen, dort keimen sie besser.

Die Eier in einer Schüssel aufschlagen und mit einer Gabel verrühren. Die Pilze abspülen, abtropfen lassen und mit den Gewürzen dazugeben. Die Mischung etwa 5 bis 10 Min ziehen lassen, während der Salat nach Bedarf angerichtet wird, zum Beispiel mit etwas Zitronensaft und Bio-Leinöl.

In einer **leicht** erhitzten Pfanne Butter oder Kokosöl zerlassen (auf keinen Fall Rapsöl, Sojaöl oder Sonnenblumenöl, sie sind entzündungsfördernd!) Die Eieremulsion hineinschütten und sofort kontinuierlich umrühren bis eine leicht feste Masse entsteht. Diese auf zwei Teller verteilen, mit Petersilie und Schnittlauch dekorieren. Je 2 Löffel der gekeimten Bio-Hülsenfrüchte dazu geben.

Und nun noch zwei Rezepte für den **Jäger-Typen**

Das Frühstück:

Pro Person 2 Scheiben kalten Rinderbraten (am Vorabend aus Bio-Rind-Fleisch zubereitet oder für die Eiligen im Bio-Laden als ‚Aufschnitt' gekauft) mit zwei Blättern Salat und etwas Meerrettich oder Senf auf einem Teller anrichten. Ein Spiegelei braten und auf den Braten legen. Bio-Wurst nach Wahl (nur mit gesättigten Fetten zubereitet), anrichten. In einem Schälchen können Sie frische Früchte der Jahreszeit zerkleinert dazustellen.

Damit ist der Bedarf des Vormittags an Fleisch gestillt und Kohlehydrate wurden vermieden

Das Mittag- oder Abendessen (für Eilige)

Zutaten für 2 Personen:

4 Scheiben Bio-Lammkoteletts, 2 Tomaten, 250 g grüne Bohnen, frisch oder aus dem Glas, 1 Zwiebel.

Stellen Sie eine Marinade aus einem Bund frischer Minze Bund (oder getrocknet 3 Teelöffel), ¼ Teelöffel Kurkuma, ¼ Teelöffel schwarzer Pfeffer, 2 Teelöffel Bio-Tomatenmark aus der Tube und etwa 2 Esslöffel leicht erwärmtes Kokosöl (damit flüssig wird) her.

Weiterhin benötigen Sie 6 Blätter Pflücksalat, 4 Radieschen, eine kleine Salat-Gurke und 2 Esslöffel rohes Sauerkraut aus dem Glas.

Rühren Sie die Marinade an, wenn Sie diese nicht fertig im Kühlschrank haben (sie hält etwa 2 Monate), streichen Sie diese auf die Lammkoteletts und lassen Sie diese zugedeckt bei etwa 20 bis 24 Grad Küchentemperatur ziehen. Inzwischen bereiten Sie die grünen Bohnen zu: Enden abschneiden und mit ¼ Teelöffel Salz 10 Minuten leicht kochen lassen.

Schneiden Sie Gurke, Radieschen und den Salat klein, geben Sie auch hier etwa ¼ Teelöffel Salz hinzu. Schmecken Sie mit etwas Balsamico-Essig und Olivenöl oder Leinöl ab.

Erhitzen Sie das Kokosöl **leicht** in einer Bratpfanne und geben Sie die kleingeschnittene Zwiebel und etwas später die halbierten Tomaten (Schalenseite nach unten) hinzu. Braten Sie die Zwiebeln glasig, die Tomate sollte auf der Schalenseite leicht angebräunt sein. Geben Sie beides von der Bratpfanne in ein Schälchen.

Kratzen Sie die Kräuter der Marinade vom Lammfleisch ab (das Lammfleisch darf einen Fettrand haben, der macht es saftiger) und geben Sie es in das Schälchen zu der Tomate und den Zwiebeln. Fügen Sie noch Kokosöl in der Pfanne hinzu. Sie brauchen nicht mit Fett zu sparen, es ist gesünder und schmeckt besser, wenn genug Fett in der Pfanne ist! Legen Sie die Lamm Koteletts in das Fett und braten Sie diese auf beiden Seiten.

Heizen Sie den Backofen auf 50 Grad vor. Legen Sie die Koteletts auf eine hitzebeständige Servier-Platte und lassen Sie sie im Backofen 10 Minuten durchziehen. In dieser Zeit bereiten Sie aus den Tomaten, den Zwiebeln und der Marinade eine sehr dicke Soße zu. Diese wird nur über das Fleisch und das Gemüse gegeben. Wenn Sie etwas mehr Flüssigkeit brauchen für Ihre Soße, geben Sie zwei Esslöffel Fleischsud (selbstgekocht, siehe oben) oder einen ¼ Teelöffel in 1 Teelöffel Wasser aufgelöste Bio-Rinder-Boullion aus dem Reformhaus hinzu.

Servieren Sie alles lecker dekoriert: Mit Minz-Blättern, Petersilie und eventuell einer Kirschentomate.

Und zum Schluss noch einige allgemeine Hinweise um gesund zu kochen:

Sie können Ihre Lieblingsrezeptbücher weiterverwenden, wenn Sie folgendes bei jedem Rezept abändern: Statt Soja-, Raps-, Sesam- oder Sonnenblumenöl verwenden Sie Ghee oder Kokosfett.

Statt Zucker oder Zucker-Ersatzmittel wie Stevia usw. verwenden Sie frischen Bio-Waldhonig. Ein neuer Trend von Ernährungsberatern sind Empfehlungen für Zucker-Ersatzmittel. Diese sind jedoch meistens dem Körper nicht zuträglich. Benutzen Sie diese nur, wenn Sie genau den bio-pflanzlichen Ursprung kennen und sie Ihnen schmecken.

Ein Tipp, den ich aus einer Rezept-Zeitschrift speziell für Fleisch habe: Bekannte Köche, die dort Rezepte veröffentlichen, verwenden nicht mehr das teure Rinderfilet. Sie verwenden stattdessen jede Art von Rindfleisch, das sie vorher in verschiedene Marinaden über Tage (oder tiefgefroren über Wochen) portionsweise zerschnitten eingelegt haben. Manche kochen das Fleisch sogar bei 90 Grad für eine ½ Stunde in einer Brühe vor und braten es erst dann ganz kurz, um dem Fleisch ein „Branding" zu geben, so heißt das auf Neudeutsch!

Seien Sie auch hier kreativ: Wenn in der Zeitschrift für den Mitternachtsimbiss leckere Burger vorgeschlagen und zubereitet werden, halten Sie mit. Aber zerkleinern Sie die Semmel für das Frühstück der Vögel draußen, die vertragen das besser. Sie selber genießen die Salat-, Kraut-, Gurken- Beilagen und das Fleisch, das dazwischen war. In dieser Runde können Sie auch Ihren Freunden erzählen, dass Sie ein Nachfahre der Jäger sind. Stellen Sie sich dann zusammen mit den Freunden den Homo Sapiens mit einem Steinspeer und der rechten und einer Semmel in der linken Hand vor – der Lacher ist garantiert auf Ihrer Seite.

Statt Lachs oder Schalentieren aus Aquakulturen verwenden Sie Bio-Fleisch. Es sei denn sie wohnen an der Küste und bekommen sie direkt aus dem Meer.

Fügen Sie jedem Salat gekeimte Bio-Hülsenfrüchte hinzu. Diese haben alle wichtigen Enzyme für eine gute Verdauung und in den Keimen stecken viele Vitamine.

Lieber Leser,
dieses Buch ist hier zu Ende. Ich hoffe, es hat Ihnen gefallen und Sie ein wenig in die Welt der Genetik, der Epigenetik und das was für Sie gesund sein könnte, eintauchen lassen.

Wenn es so war, haben Sie eine gute Tat getan, hoffentlich darüber nachgedacht und Erkenntnisse für sich und ihren Lebensstil gezogen – und ich hätte eine kleine Bitte: Reden Sie darüber! Oder twittern Sie, schreiben Sie einen kurzen Blogbeitrag oder eine Leserbewertung auf Ihrem bevorzugten Online-Book-Shop.

Denn Mund-zu-Mund-Werbung ist für uns Fachautoren das gleiche, was Atmen für Nichtautoren ist – lebenswichtig. Mit diesem Buch möchte ich eine Botschaft verkünden. Und Leserfeedback hält unsere Motivation oben, so dass Sie vielleicht schon bald ein weiteres Buch zu diesem Thema lesen können.

Über die Autorin

Dr. Eva Schäufele hat Medizin und Psychologie studiert. Sie war über zwanzig Jahre in ihrer ärztlichen Praxis in München tätig. Zusatzausbildungen in Psychoanalyse, Coaching und besonders im Bereich der Genetik weckten ihr Interesse an den sich rasch ausbreitenden Zivilisationskrankheiten und wie man sie verhindern kann.

Dr. Eva Schäufle entwickelte für Genolife® ein Programm, das auf der Analyse und Auswertung der individuellen Gene aufbauend Empfehlungen für den persönlichen Lebensstil und der Ernährung erstellt. Dadurch können beginnende Zivilisationskrankheiten wie Bluthochdruck, zu hoher Cholesterin-Spiegel und ein ansteigender Blutzucker-Spiegel oft vermieden werden.

Seit dieser Zeit arbeitet sie auf diesem Gebiet mit Klienten aus allen Lebensbereichen.

Seit 2007 hält sie weltweit auf internationalen Kongressen Vorträge und Workshops über Genetik, Epigenetik und dem darauf aufbauenden individuellen Lebensstil.

Dr. Eva Schäufele kennt durch zwanzig Jahre täglicher Praxis die Sprache und die Wünsche der Patienten. Sie hat diese Erkenntnisse dem Laien zugänglich gemacht, aber auch den Experten aus den Laboren entscheidende Hinweise gegeben. Ihr Ziel ist es, mit den analysierten Daten nicht nur zu forschen, sondern diese als Grundlage für die Verbesserung des Lebensstils einzusetzen.

Dr. Eva Schäufele hat zwei Söhne, sie ist verheiratet und lebt im Chiemgau.

Über Genolife®

Genolife® wurde durch Dr. Eva Schäufele gegründet und entwickelt. Es ist eine international eingetragene Marke und wurde durch weltweite Gesundheits- und Anti-Aging-Konferenzen bekannt und verbreitet. In vielen Ländern werden heute in Krankenhäusern und anderen Einrichtungen Workshops zur Aus- und Weiterbildung von Fachleuten aus dem medizinischen Bereich durchgeführt.

Ein wesentliches Merkmal von Genolife® ist, dass der Klient nicht nur die Auswertung der Genanalyse bekommt, sondern auch einen individuellen, medizinischen Bericht sowie ein praktikables, alltagstaugliches Ernährungs-, Lebens- und Motivationsprogramm zu dessen Umsetzung bekommt. **Diese Berichte sind nicht das Ergebnis automatisierter Computerprogramme, wie es oft üblich ist, sondern werden von Fachleuten individuell auf die Person und deren Lebensweise zugeschnitten erstellt.** Auch die persönliche Betreuung per E-Mail, Telefon oder direkte Gespräche über die Analyse hinaus sind Besonderheiten, die das Programm einmalig machen und auszeichnen.

Diese sorgfältig zusammengestellten Lebens- und Ernährungsprogramme können Sie durchaus mit alten Gewohnheiten brechen lassen und Ihrem Leben eine neue, sinnvolle und gesunde Richtung geben.

Die Computertechnik im Hintergrund wird durch Herrn Dipl. Ing. Alfred Rank ausgefeilt, dem ich an dieser Stelle meinen Dank für seine großartige Arbeit und Unermüdlichkeit aussprechen möchte. Der Inhalt des Programms wird stets durch neue Studien, weltweite Vorträge, kritische Auseinandersetzung mit Fachkollegen und nicht zuletzt durch Erfolge bei Klienten-Kontakten auf den neuesten Stand gebracht.

Weitere Informationen über Genolife® einschließlich eines Videos erhalten Sie auf der Homepage www.genolife.de

oder bei Facebook unter www.facebook.com/pages/Genolife/156185241098797?fref=ts

Zum guten Schluss

An dieser Stelle möchte ich mich ganz herzlich bei Herrn Harald H. Risius bedanken. Als Lektor und Korrektor des RichterVerlages hat er mich während der Arbeit an diesem Buch intensiv unterstützt und beraten. Er hat umsichtig Tatsachen geprüft, Übergänge für den Leser geschmeidiger gestaltet und mich immer wieder ermutigt. Er war mein erster sehr interessierter Leser, was meine Motivation zum weiteren Recherchieren und Schreiben immens erhöhte. Vielen Dank - und ich freue mich auf weitere Buchprojekte.

Ihre Dr. Eva Schäufele